HYGIÈNE

DE L'OREILLE

5886-90. — CORBEIL. Imprimerie CRÉTÉ.

HYGIÈNE

DE L'OREILLE

PAR

le professeur VINCENZO COZZOLINO

DIRECTEUR DE LA CLINIQUE AGRÉGÉE DES MALADIES DE L'OREILLE
DU NEZ ET DE LA GORGE A L'HOPITAL CLINIQUE DE NAPLES

—

DEUXIÈME ÉDITION, AUGMENTÉE

Traduite de l'Italien

par le Docteur Antonin JOLY

DE LYON

Prevenire è meglio che reprimere nell'ordine fisico come nel morale.
SORMANI.

Lo scopo unico della medicina è l'igiene.
La terapia deve essere sostituita dall'igiene. TOMMASI.

PARIS

G. MASSON, ÉDITEUR

LIBRAIRE DE L'ACADÉMIE DE MÉDECINE

120, Boulevard Saint-Germain, en face de l'École de Médecine

PRÉFACE DE L'AUTEUR

De toutes mes publications sur les maladies de l'oreille, je considère celle-ci comme la plus fortunée puisqu'elle a été reconnue digne d'une traduction en français, et que je dois beaucoup à l'Ecole médicale française et à sa littérature dont je serai un éternel admirateur.

J'exprime tous mes sentiments de gratitude et adresse mes meilleurs remerciements à mon distingué collègue en otologie le docteur A. Joly, de Lyon, qui a été un traducteur des plus fidèles; de même qu'à mon savant confrère le docteur Gouguenheim, qui a bien voulu se charger de présenter mon livre à M. G. Masson, qui n'a rien épargné pour me rendre doublement agréable le grand honneur que mon ami le docteur A. Joly a bien voulu me faire.

PROF. VINCENT COZZOLINO.

Naples, 25 mars 1890.

TABLE DES MATIÈRES

CHAPITRE IV

PRÉCEPTES GÉNÉRAUX.

HYGIÈNE DE L'OREILLE

CHAPITRE PREMIER

HYGIÈNE DU NOUVEAU-NÉ.

De l'importance de l'ouïe : elle justifie le but de cet ouvrage. — Soins à donner à l'oreille du nouveau-né : rechercher et au besoin rétablir la perméabilité de l'oreille moyenne. — Inconvénients des bonnets trop serrés. — Nécessité d'une propreté minutieuse du pavillon. — Dangers de bruits trop intenses perçus au début de la vie. — Procédés bons et mauvais pour l'extraction des bouchons cérumineux.

Parmi les organes des sens, celui de l'audition est l'un des plus exposés aux agents pathogènes et par suite l'un de ceux qui méritent le plus l'attention des hygiénistes.

Le sens de l'ouïe est celui auquel nous devons les notions les plus élevées, les idées abstraites ; plus que les autres sens il contribue à former le cœur et l'esprit. D'après BALL : *L'ouïe est le plus intellectuel de tous les sens.*

1

Mantegazza, dans son *Igiene dei sensi*, appelle l'ouïe « le sens social par excellence, le premier défenseur de la vie. Si l'oreille est le temple de la musique, elle est aussi la véritable porte du cœur ». Traffichetti, médecin de Rimini, qui a publié en 1565 : *L'arte di conservare la sanità tutta intera*, écrit : « Puisque l'audition est une faculté aussi parfaite et aussi noble, nous devons apporter tous nos soins et notre sollicitude à la conserver, de façon à jouir de ces bienfaits », et ces bienfaits, selon Traffichetti, sont des plus précieux, puisque, dit-il, sans l'oreille nous ne posséderions ni des idées théologiques, ni des idées philosophiques. « La philosophie est née de l'admiration, et celle-ci a pour organes principaux les yeux ; mais sans l'oreille les hommes n'auraient pu se communiquer les principes ni par la parole ni par l'écriture, de telle sorte que les sciences spéculatives ne seraient pas nées, et encore moins la théologie, dont les principes ne peuvent être démontrés et qui, cependant, nous permettent d'acquérir la perfection chrétienne ; aussi l'ouïe nous fait-elle fils de Dieu et nous unit à Jésus-Christ, puisque grâce à elle nous acquérons la foi, comme le dit saint Paul dans plusieurs passages, et la foi nous rend fils de Dieu et nous unit dans la fructueuse unité du Christ, comme il nous l'a déclaré. »

Léon Scott appelle l'oreille : la merveille des merveilles ; et Vigna fait les distinctions essentielles suivantes entre l'ouïe et les autres sens : « Le son, stimulant spécifique de l'oreille, n'est pas un objet matériel, ni un fluide impondérable. Par lui-même il n'est rien et n'a de valeur que comme indication d'un mouvement quelconque.

« Sans l'oreille il y aurait des vibrations de l'air, un mouvement particulier de l'air, mais pas de son.

« Tandis qu'en l'absence du sens tactile, tout le monde comprend que l'impénétrabilité, la dureté et les autres propriétés des corps existeraient telles que nous les connaissons, de même, sans le sens olfactif, le parfum des fleurs n'en existerait pas moins ; en l'absence du goût, les substances ne perdraient pas pour cela leurs particules solubles ; et la lumière ne serait pas morte, ni le monde obscur et ténébreux, quand bien même tout animal serait aveugle.

« Mais le son n'est qu'un phénomène de l'ouïe. Il est vrai que l'idée du mouvement se perçoit par d'autres voies, mais il y a une différence intrinsèque entre la perception du mouvement et celle du son.

« La cause immédiate qui excite le sens de l'ouïe et par laquelle nous communiquons avec le monde extérieur, le mouvement qui constitue le son, est le mouvement ondulatoire de l'air et non un autre. Or ce mouvement ne peut être perçu ni par la vue ni par le tact. Ces derniers sens n'ont jamais jusqu'ici suppléé à l'oreille, et personne n'a pu distinguer à leur aide les ondes sonores et leurs modifications. »

Le médecin doit s'occuper de l'oreille de l'enfant dès sa sortie de l'utérus, le conduit auditif étant parfois obstrué par le *vernix caseosa*, dont la rétention peut donner lieu à des inflammations de la membrane du tympan, et même à des tumeurs molluscoïdes ou à des cholestéatomes, lesquels amènent parfois l'usure de l'os. Mais, en dehors de cette simple observation du conduit auditif au point de vue de sa propreté et perméabilité, un médecin habitué à l'otoscopie devra examiner la membrane du tympan et, à travers celle-ci, les conditions présentées par la muqueuse de la caisse. On sait, en effet, que chez le nouveau-né ou dans la dernière période de la vie intra-utérine, il se produit dans la caisse du tympan de grandes modifications physiologiques, par suite de la résorption de ce qu'on appelait autrefois le coussin gélatineux de WHARTON, formé d'éléments cellulaires très jeunes, avec gonflement notable de la muqueuse de la caisse et surtout de sa paroi labyrinthique. Ces modifications physiologiques sont dues à l'introduction de l'air dans la caisse du tympan dès le premier vagissement. Mais ce phénomène physiologique peut se produire d'une manière plus tumultueuse et amener des inflammations intratympaniques, otites moyennes, catarrhales ou purulentes, pouvant donner lieu à des labyrinthites et détruire l'audition pour toujours (1).

Les otologistes donnaient autrefois à ce fait une signification clinico-légale, permettant de reconnaître si le nouveau-né avait respiré ou non, de même que par l'examen des poumons ; mais les dernières recherches anatomo-pathologiques ont montré que cette résorption peut commencer avant le premier acte d'inspiration : elle n'en conserve pas moins une valeur relative comme syndrome médico-légal. Si les

(1) *L'orecchio, la medicina legale e la medicina militare. — Otorragie per traumi e loro esiti. Commozioni*

mouvements d'inspiration sont lents et incomplets, la résoption du coussinet de WARTHON sera également lente. Aussi est-ce un devoir pour le médecin d'examiner la caisse du tympan et, dans le cas de diagnostic de l'imperméabilité de la caisse ou d'inflammations à marche lente de celle-ci, de pratiquer le procédé de POLITZER, c'est-à-dire de faire des insufflations d'air, mais avec précaution, vu l'âge du patient; en même temps on aura recours à l'auscultation pour reconnaître la présence ou l'absence d'exsudat dans la caisse (1).

cerebrali e laberintiche. Simulazioni e dissimulazioni di sordita, par le prof. VINCENZO COZZOLINO. *Morgagni*, 1887.

(1) Dans ma monographie sur le *Sordomutismo congenito ed acquisito incurabile, et otopoiesi o sordomutismo acquisito possibilmente curabile*, introduction au cours de l'année 1886-87, il est dit, à propos de l'évolution fonctionnelle de l'organe auditif, que l'oreille du nouveau-né perçoit seulement les bruits les plus intenses et, d'après WEILD, ne commence qu'au troisième mois à percevoir les sons, et au quatrième mois à prendre plaisir à certains sons particuliers, et qu'à partir de ce moment il reconnaît la voix humaine. Vers la fin de la première année les organes des sens sont assez développés pour transmettre des sensations suffisantes des choses extérieures. Puis il commence à prononcer des mots simples pour désigner les êtres qui l'entourent, mots qu'il a appris à répéter par l'instinct d'imitation très développé à cet âge. Cet exercice, qui consiste à reproduire les sons qui représentent un objet, au mo-

Dès ce moment il faut protéger l'oreille du nouveau-né, avec plus de soin que celle de l'adulte, contre l'action du froid et de l'humi-

ment où cet objet est perçu par les organes des sens, a une grande importance pour le développement de l'intelligence. Rappelons-nous l'aphorisme aristotélique : *Nihil est in intellectu quod prius non fuerit in sensu.*

Pline le naturaliste avait déjà compris cette grande vérité et, rappelant que toute la vie intellectuelle réside dans l'ouïe, il affirmait que tout sourd-muet était en même temps un idiot. Justinien, dans ses Institutions, refuse tout droit civil au sourd-muet, comme au fou, *quia mente carent, quoniam mentem non habent.*

Enfin le sourd-muet était considéré comme mineur; il était juridiquement interdit et on a discuté longtemps, depuis le temps de Justinien jusqu'à nos jours, la question de savoir si l'on pouvait lui permettre de se marier. On se rappelle les savantes discussions qui ont eu lieu en France à l'époque du Consulat et les considérations émises par Napoléon, Réal, Cambacérès, Regnault de Saint-Jean d'Angély et enfin par Portalis dans les séances du conseil du 29 fructidor an IX.

En conséquence les mères doivent suivre avec attention l'évolution fonctionnelle de l'ouïe, qui se déduit de l'évolution du langage, et c'est pour cela que j'ai appelé *l'appareil vocal la porte de sortie des ondes sonores;* si la *porte d'entrée,* l'ouïe, fait défaut, l'individu est privé de la parole, il est *muet.* Par conséquent la surdi-mutité, comme aussi la surdité, ne sont pas à proprement parler des maladies, mais plutôt ce qu'on appelle en France des *syndromes cliniques* et en Allemagne des *symptômes complexes* ou *complexité symptomatique.* C'est pour cela que j'ai défini la surdi-mutité *un ensemble symptomatique dû à l'annulation de la perception*

dité, qui dans le premier âge atteint plus
directement la membrane du tympan, par
suite de l'absence de la portion osseuse du

auditive avec abolition du langage ; et je répète que
celle-ci est la conséquence de celle-là, car les appareils
de la phonation et de l'articulation sont intacts chez les
sourds-muets ; comme je l'ai d'ailleurs démontré objec-
tivement en 1882 par l'examen laryngoscopique de plus
de la moitié des sourds-muets de l'Institution nationale
de Paris et comme je l'ai dit dans mon rapport à S.
Exc. GUIDO BACCELLI sur les cliniques privées des
maladies d'oreille et du larynx de Paris et de Londres,
sur les cliniques de l'Université de Vienne et les Institutions de sourds-muets étrangères et italiennes (Naples,
1883).

Il résulte de là qu'une mère doit signaler immédiatement à l'attention du spécialiste l'enfant qui, aux époques indiquées ci-dessus, reste indifférent aux bruits,
aux sons, à la parole, et ne pas se bercer de l'espoir de
voir paraître l'audition ; — ne pas croire que le mutisme
soit une maladie ou plutôt un trouble fonctionnel indépendant de la surdité, mais le regarder comme un
simple et naturel effet de celle-ci. La reproduction par
l'enfant des mots *papa* et *maman* ne doit pas lui faire
illusion, car ces paroles, comme d'autres de peu de syl-
labes, s'apprennent en regardant simplement le mouvement des lèvres de qui les prononce ; effectivement
elles cessent d'être répétées si l'on couvre l'œil de l'enfant ou la bouche de la personne qui parle. C'est sur
cette substitution des sens — l'œil faisant reproduire
les mêmes mouvements des lèvres, etc. — qu'est fon-
dée la *méthode orale*, pour l'éducation des sourds-muets
non idiots, lesquels, après un cours de six à sept années,
apprennent à parler, c'est-à-dire que *la parole est en-*

conduit auditif. Ce n'est pas que nous recommandions l'usage par trop répandu de ces bonnets étroitement appliqués sur les oreilles, qui

seignée au sourd-muet à l'aide de la parole. Moi qui en ai fait une étude particulière dans ma monographie déjà citée sur la surdi-mutité, je puis dire : « A cette parole enseignée avec la parole il est réservé de favoriser leur instruction et d'améliorer radicalement leur malheureuse condition.

« On peut dire que cette méthode est italienne, au moins par ses bases scientifiques. L'Italie compte en effet parmi les premières nations où est née l'idée que quelque chose pouvait se faire en faveur des sourds-muets, qui avaient vécu jusqu'alors en dehors de tout commerce humain et où l'on tenta de la mettre à exécution. Mais avant que cette pensée philanthropique et rationnelle se répandît et fût fécondée par l'aide puissante de la charité, il devait s'écouler encore beaucoup de temps, depuis le milieu du seizième siècle jusqu'au milieu du dix-huitième. »

Aujourd'hui en Italie il existe un grand nombre d'Institutions excellentes, et au premier rang celles de Milan, *il Regio*, et celle des pauvres petits paysans de a Lombardie, dirigée par feu l'abbé TARRA; celle de Sienne, qui a pris le nom de son fondateur, le père PENDOLO, celles de Rome, de Naples, etc., etc.

Nous ne manquons pas chez nous de bonnes Institutions privées, telles que celle du révérend DIONISIO COZZOLINO près de Resina-Pugliano, où les sourds-muets sont bien élevés d'après les méthodes modernes. En terminant je rappellerai que le nom de COZZOLINO est entré dans l'histoire de l'éducation des sourds-muets par le révérend Giuseppe Cozzolino, qui fut à Naples leur premier et illustre éducateur, comme on peut le lire dans

1.

déforment le pavillon, irritent la peau par le frottement continuel de l'étoffe et donnent lieu à la production de fissures, d'eczémas, qui s'étendent facilement au conduit auditif. — Les bonnets trop étroits peuvent en outre amener l'effacement des saillies et dépressions du pavillon et lui faire perdre ainsi beaucoup de son élégance.

La propreté du pavillon et principalement de sa face postérieure et du sillon auriculo-temporal, plus riches en glandes, est d'une grande importance, surtout dans la saison des chaleurs ; à son défaut il se produit là des dermatites, telles que l'*eczéma intertrigineux*, qui, négligées, sont une cause de souffrances pour l'enfant.

Il est prudent de ne pas exposer les oreilles des enfants à des vibrations sonores ou bruits intenses et continus, qui peuvent fatiguer le nerf acoustique par des excitations trop vives et répétées. Il faut proscrire également l'habitude vulgaire de certaines nourrices de battre des mains à proximité du pavillon, de parler dans l'oreille des enfants et surtout de les em-

le *Poliorama pittoresco* et en l'honneur de qui on a donné le nom de *via Cozzolino* à la rue qui se trouve en face du *R. Albergo dei Poveri*.

brasser sur le pavillon, ce qui donne lieu à de fortes vibrations et à une aspiration de l'air du méat, d'où peuvent résulter des déchirures de la membrane du tympan et plus souvent des congestions de la caisse. Ceci est vrai aussi pour les adultes, et je me souviens entre autres du cas d'un homme distingué qui, à la suite de baisers sur le pavillon, eut une transsudation séreuse dans la caisse, d'où résulta une sensation de plénitude, d'obstruction, des bourdonnements et une légère surdité, symptômes qui disparurent immédiatement à la suite de la perforation de la membrane du tympan (myringotomie) et de l'emploi consécutif du procédé de Politzer, qui dégagèrent complètement la caisse du tympan ; au bout de cinq à six jours l'incision était cicatrisée et la guérison complète.

La médecine préventive doit se préoccuper aussi de la sécrétion cérumineuse, qui, par son abondance ou sa consistance, peut amener l'obstruction du méat, en irriter les parois et déterminer des anomalies sérieuses de tension dans la caisse, suivies de troubles nerveux réflexes, soit par pression directe sur la membrane du tympan, soit par diminution de la pression externe résultant de la résorption de l'air contenu entre le bouchon cérumineux et la membrane quand il reste un intervalle entre les deux. Aussi convient-il de débarrasser le conduit auditif du cérumen à l'aide d'injections d'eau tiède faites avec une seringue de forme convenable, et non par des instillations des substances généralement employées par le vulgaire, telles que l'huile d'amandes douces si populaire, le lait de nourrice, etc.

On a rejeté d'une manière définitive les corps gras et les huiles sujets à rancir en se décomposant en glycérine et acidès gras, et formant ainsi un terrain favorable au développement de germes innombrables. En outre ces substances acides, réceptacles de micro-organismes, donnent lieu à la production d'inflammations spéciales, d'*otomycoses* avec toutes leurs conséquences. Il faut proscrire aussi l'emploi des cure-oreille en os ou en métal qui, sans enlever les petits résidus des bouchons cérumineux, irritent les tissus, provoquent des dermatites, des furonculoses et peuvent même dans des mains maladroites percer la membrane du tympan. Il arrive fréquemment que l'individu qui fait usage du cure-oreille, ne connaissant pas la direction du conduit auditif, au lieu d'extraire le bouchon

mûre éérumineux, l'enfonce davantage et le fait passer de la portion cartilagineuse dans la partie
osseuse du méat. La même chose peut se produire à la suite des mouvements imprimés au
conduit auditif par la branche ascendante du
maxillaire inférieur dans l'acte de la masti-
cation. C'est alors que l'individu réclame les
soins du médecin auriste, parce que la présence du cérumen donne lieu à des troubles
sérieux. A la place des cure-oreille en os, en
métal, terminés en forme de cuiller, je conseille l'emploi de ceux qui portent à leur extrémité une petite éponge, laquelle, trempée
dans de l'eau tiède, enlève du méat le cérumen
et la poussière accumulés pendant la journée,
à l'aide de légers mouvements de rotation.

Tout en étant parfaitement d'accord avec
MM. Mantegazza pour rejeter le conseil donné dans
plusieurs livres d'hygiène d'enlever le cérumen avec de l'éther ou d'autres liquides injec-
tés dans le méat, il n'en est plus de même
quand il écrit la phrase suivante : « La meilleure hygiène conservatrice de l'ouïe consiste
à ne s'en occuper que peu, très peu. C'est la
seule partie du corps qui demande un peu de
malpropreté. » Les moisissures, les insectes
trouvent un terrain plus favorable quand le

méat reste sali par le cérumen qui contient, comme on sait, des matières grasses. D'ailleurs nous ne sommes plus au temps de Traffichetti, où le cérumen était regardé comme une sécrétion du cerveau, qui se débarrasserait de ses impuretés par la voie de l'oreille, et cependant le brave Traffichetti écrit : « Il faut aussi prendre soin de toujours tenir le méat propre et débarrassé de ces excréments.... » Aujourd'hui l'on n'attribue plus à la présence du cérumen, au point de vue de l'audition, l'importance qu'y attachaient les anciens, qui mettaient au compte de la diminution de la sécrétion cérumineuse plusieurs surdités, symptômes des inflammations chroniques de la caisse (sclérose). Il suffit de lire à ce propos, entre autres travaux, celui de Maurice Mène : *Nouvelles recherches sur les causes de la surdité*, recueil de divers mémoires présentés à l'Académie des sciences de Paris en 1850.

CHAPITRE II

Hygiène de l'enfant.

Fréquence des corps étrangers de l'oreille dans la seconde enfance : divers moyens de les extraire. — Des inconvénients qu'il y a à tirer les oreilles des enfants ou à les souffleter sur les tempes. — L'hygiène de l'oreille moyenne a pour base le traitement des affections nasales : rôle important des trompes, dites « bronches de l'oreille ». — De la surdité vermineuse. — La surdité à l'école : elle est le plus souvent méconnue : le malade est pris pour un paresseux. Sa grande fréquence : statistiques. Il faut de parti pris examiner à l'acoumètre ou à la montre les oreilles de tous les jeunes élèves. — Dispositions à donner à la classe. — Observations à l'appui.

Chez les enfants il faut faire attention, plus qu'aux bouchons de cérumen, aux corps étrangers qu'ils introduisent souvent dans le méat, soit en jouant entre eux, soit en se roulant dans les greniers, etc. Les corps étrangers le plus souvent introduits dans le conduit auditif, soit directement, soit accidentellement, sont : les grains de blé, morceaux de papier, de corail, graines de caroube, brins d'herbe, bouts de crayon, etc. Aussi faut-il surveiller les enfants pour empêcher ces jeux dangereux. Il faut aussi conduire immédiatement chez le médecin l'enfant qui, en jouant, porte subitement les mains à la tête et pousse des cris de douleur. L'extraction de ces corps s'obtient à l'aide de fortes injections d'eau tiède; il ne faut avoir recours aux instruments d'extraction que dans le cas très rare où les injections échouent, et alors l'opération doit être faite par un médecin au courant de la chirurgie de l'oreille.

Les instituteurs et tous ceux qui s'occupent des enfants ne doivent exercer aucune violence sur le pavillon; ils doivent éviter ces tractions brutales en usage dans les écoles jusqu'à nos jours, qui vont jusqu'à soulever de pauvres enfants par les oreilles : ces tractions traumatiques peuvent donner lieu à des hémorrhagies, à des inflammations du conduit auditif et de la caisse du tympan. Les taloches sur la région temporale peuvent être encore plus dangereuses pour la fonction auditive, en provoquant des hyperhémies et même des ébranlements du labyrinthe. Dans ma clinique civile et hospitalière, j'en ai noté deux cas qui, heureusement, ont cédé à un traitement d'un mois et demi à deux mois, traitement qui a consisté en quinze injections hypodermiques de pilocarpine et vingt applications du courant continu.

Le célèbre docteur MELCHIOR, de Salo, dit MANTEGAZZA, a eu le mérite, dans ces derniers temps, d'appeler l'attention des médecins et des pédagogues sur le danger des tractions exercées sur le pavillon et des coups donnés sur l'oreille, comme il l'avait observé dans une bourgade où l'instituteur communal frappait, tirait, secouait et parfois soulevait ses élèves par le pavillon pour les punir.

Chez les enfants à la mamelle, pour que l'aération de l'oreille se fasse bien et qu'à chaque mouvement de succion il ne se produise pas un vide dans la caisse du tympan (expérience de TOYNBEE), il faut que les fosses nasales aient leur calibre normal et ne soient pas obstruées par l'hypertrophie des cornets ou la sécrétion de mucus. En pareil cas l'hygiène conseille de prévenir ces désordres graves de tension dans la caisse du tympan par le traitement de l'affection nasale. Ces maladies du nez parfois congénitales se transmettent à la trompe d'Eustache de l'enfant et produisent une sténose tubaire, pouvant donner lieu à l'otopiésis, c'est-à-dire à l'annulation de la fonction de l'oreille moyenne, puis, par pression centripète, de celle du labyrinthe (surdi-mutité acquise, guérissable dans la première et la deuxième période, incurable dans la troisième) (1).

Chez un enfant un catarrhe nasal s'étendant à la caisse du tympan peut donner lieu à une otite moyenne purulente, que les gens incultes croient devoir respecter, parce que *la sortie du pus est salutaire* (!); malgré ce préjugé étrange, les enfants deviennent sourds et peuvent même succomber à la suite d'inflammations intracrâniennes secondaires. Aussi n'est-il pas superflu de répéter que la base de l'hygiène de l'oreille moyenne (caisse du tympan et trompe d'Eustache) repose sur le traitement à temps et radical des affections aiguës et chroniques des fosses nasales et de la partie supérieure du pharynx, les maladies de l'oreille moyenne étant ordinairement la suite des affections de ces régions.

Les fosses nasales influent sur l'oreille (oreille moyenne) non seulement au point de

(1) *Sordomutismo congenito ed acquisito incurabili e sordomutismo acquisito possibilmente curabile o otopiesi, rarissimi casi dignosticabili. — Prolusione al corso pareggiato per le malattie dell' orecchio, naso e gola,* 1886-87, par le prof. Vincenzo Cozzolino. — Traduit en français par la *Revue internationale de l'Enseignement des sourds-muets,* Georges Carré, éditeur, Paris, 1887.

vue de la transmission des maladies, mais encore par leur calibre ; aussi l'otologie comprend-elle en même temps la rhinologie et la pharyngologie.

Une preuve que les troubles de pression de l'air expiré peuvent produire des lésions traumatiques dans la caisse se trouve dans la toux convulsive, l'éternuement, qui donnent lieu à la perforation de la membrane du tympan et à des hémorrhagies de l'oreille. Il est donc très vrai que l'appareil auditif, comme le dit V. TRÖLTSCH, est un appendice de l'appareil respiratoire, ou mieux, que son état physique et fonctionnel est en rapport avec l'état physique et fonctionnel des voies respiratoires ; l'oreille moyenne commence en effet à fonctionner au premier vagissement, par suite de l'introduction de l'air par les trompes, auxquelles j'ai donné le nom de « bronches de l'oreille ».

Il peut aussi se produire chez les enfants, bien que rarement, une surdité vermineuse, par suite d'une action réflexe du grand sympathique sur la sphère nerveuse de l'oreille, déterminée par la présence de vers intestinaux. C'est, d'après BROWN-SÉQUARD, un véritable phénomène d'inhibition, provoqué soit par des lombrics, soit par des oxyures.

L'oreille étant l'organe qui sert à former l'esprit et le cœur, mérite une attention spéciale au point de vue de l'hygiène de l'école; il faut se préoccuper que ce qu'on appelle la *surdité à l'école*, qui n'est habituellement qu'une faiblesse de l'ouïe pourrait être augmentée par le peu de sonorité de la salle et aussi par la faiblesse de la voix du maître.

Tous les enfants dont l'audition est inférieure à la normale passent à l'école pour paresseux, distraits et sont punis comme tels; mais toutes les punitions n'ont jamais amélioré ces malheureux hors d'état de percevoir nettement la voix du professeur. Cette infirmité est souvent méconnue, non seulement par les maîtres et les parents de l'enfant, mais aussi par le patient lui-même. Au dernier Congrès international de Philadelphie, dans la section d'otologie, BLAKE a signalé la fréquence de la surdité partielle à l'école et conclu en disant qu'il faut faciliter l'instruction des enfants dont la portée de l'ouïe est insuffisante. Des observations du même genre ont été faites par VEIL, SEXTON, MAILLARD, MOURE et GELLÉ.

En général on peut admettre que 15 à 20 p. 100 des écoliers sont incapables d'écrire correctement une dictée à voix haute à

8 mètres et même à 6 mètres de distance.

Une statistique de Moure, publiée dans la *Revue sanitaire de Bordeaux*, donne l'étude détaillée de l'audition de 3,788 écoliers. Il a trouvé l'ouïe défectueuse dans la proportion de 17 p. 100 et s'est servi de la parole prononcée à voix basse; posant en principe que cette voix s'entend à 15 mètres dans le silence, il a noté comme défectueuses les oreilles ne la percevant pas à la distance de 5 mètres. Les différences des chiffres indiqués par les divers auteurs qui se sont occupés de la surdité des écoliers, n'enlèvent rien à cette conclusion importante « que même avant de faire l'objet d'un examen spécial, l'oreille de l'enfant mérite l'attention des maîtres et des médecins des institutions ». Et à ce propos je saisis l'occasion pour déplorer avec toute la force de mon âme et avec la conviction de défendre de pauvres victimes de maladies habituellement méconnues, telles que celles de l'oreille, que près de nous, dans les principaux établissements et surtout dans ceux de l'État (pensions, gymnases, lycées, collèges, etc.), l'on n'ait pas encore compris l'importance des spécialités chirurgicales (1).

(1) Il faut espérer que les administrateurs des établis-

Ces statistiques montrent qu'il est nécessaire d'examiner l'oreille de l'enfant et, si la surdité est telle que la dictée à 3 ou 4 mètres ne soit pas comprise, de placer l'enfant à proximité du maître ; de même pour ceux qui sont sourds d'une oreille et n'entendent qu'à une distance de 1 à 3 mètres. Si plusieurs enfants sont dans le même cas, il est préférable de leur faire une classe spéciale.

Le meilleur moyen pour se rendre compte de la portée de l'ouïe est de faire usage de mon acoumètre électro-téléphonique (1), qui se prête très bien à cet examen. Celui qui perçoit le son de ce dernier à la dixième division de l'échelle graduée (qui en porte trente), est en état d'entendre la voix basse à une distance de 5 à 7 mètres ; celui qui le perçoit à la quinzième division, entend la voix à 10 ou 12 mètres ; la perception à la vingtième

sements d'éducation et des grands hôpitaux se laisseront guider par les progrès de la culture moderne qui a pour base les sciences naturelles et la médecine, et non par les idées préconçues des statuts et règlements qui, par suite de leur vétusté, ont besoin de modifications radicales, surtout au point de vue sanitaire.

(1) *L'acoumètre électro-téléphonique* du Dr VINCENZO COZZOLINO, professeur à l'Université de Naples (*Bollettino delle malattie dell' orecchio, naso e gola*, publié sous la direction du professeur GRAZZI, de Florence, 1885).

division, dans les conditions ordinaires de lieu et de conversation, indique une portée de l'ouïe sensiblement normale.

A défaut d'acoumètre on peut se servir de la montre et admettre en général que ceux qui l'entendent à peine à la distance de 10 centimètres ou à une distance moindre sont incapables de suivre la parole à 7 ou 8 mètres. Le résultat de l'examen varie suivant que celui-ci se fait à l'air libre ou dans un lieu clos et calme.

Si dans la salle de l'école il se produit des résonnances, celles-ci nuisent à la netteté de l'audition et les élèves des derniers bancs ne peuvent entendre qu'imparfaitement, et par suite ils deviennent inattentifs.

On sait que l'intensité du son varie en raison inverse du carré de la distance. Il en résulte que la fatigue du maître augmente dans la même proportion et que la portée de sa voix varie beaucoup suivant les dimensions de la classe. GELLÉ regarde avec raison les classes de 8 à 9 mètres de côté comme représentant la disposition la plus avantageuse.

On comprend *a priori* que si l'école se trouve dans un lieu très bruyant et si les murs ont une faible épaisseur, l'insuffisance de l'audition en est augmentée et aussi la distraction des élèves. Combien d'enfants que les parents et les maîtres croient inattentifs, incapables, distraits, paresseux, de mauvaise volonté, ne sont que de pauvres malades dont l'audition est imparfaite et qui, au lieu d'être traités en conséquence, sont méprisés, malmenés et insultés devant leurs camarades, comme on le voit tous les jours ! Avant de porter un jugement sur l'état intellectuel d'un enfant et son avenir, il faut donc examiner son oreille, l'organe qui sert à former l'esprit et le cœur, mesurer la portée de son ouïe, remédier par tous les moyens rationnels à l'incapacité fonctionnelle et ne pas le laisser à la merci d'une maladie qui, négligée, devient souvent incurable. V. Trœltsch a dit avec raison : « L'avenir moral et intellectuel d'un enfant est en corrélation directe avec l'état fonctionnel de son oreille. »

Parmi tant d'enfants observés et qui aux yeux du pédagogue passaient pour stupides, inattentifs, je me souviens d'un exemple typique qui s'est présenté à ma clinique civile le 23 octobre 1887, concernant un enfant de *Castellammare di Stabia*, âgé de douze ans, nommé Cr. C., que j'ai décrit dans mon travail :

« Primo caso di papilloma diffuso della parete posteriore della faringe boccale, » *Bollettino del Grazzi*, Florence, 1887, relatif aux végétations adénoïdes fréquentes et même habituelles dans le premier âge. « Il présentait des végétations adénoïdes dans la cavité naso-pharyngienne, surtout sur les bords latéraux et supérieurs de l'orifice postérieur des fosses nasales, comme je le constatai par l'exploration digitale. Par suite l'irrigation bilatérale des fosses nasales était très difficile, ainsi que la respiration et surtout l'audition, en raison de l'extension de l'affection catarrhale, conséquence naturelle des végétations adénoïdes, à l'orifice pharyngien de la trompe et à la trompe elle-même. L'exploration digitale et la rhinoscopie me firent constater également la présence de végétations adénoïdes granuliformes dans le pourtour de l'embouchure des trompes, lesquelles s'étendaient aux parois latérales du pharynx et formaient des espèces de bandes, de faux piliers, de couleur plus intense, des deux côtés, en arrière des piliers postérieurs du voile du palais, qui les recouvraient et les découvraient dans leurs mouvements.

« Cet enfant avait tout l'aspect de l'idiot et

passait à l'école pour nonchalant, dépourvu d'intelligence, comme cela a lieu pour ces malades auprès de la plupart des maîtres. Je me rappelle que son excellente mère s'en désolait pour son avenir intellectuel ; mais son instinct maternel lui faisait comprendre que peut-être l'affection nasale et la dureté d'oreille y contribuaient. Je lui assurai que l'état moral et intellectuel dépendait entièrement de la faiblesse de l'ouïe due aux végétations adénoïdes, et je proposai la cure radicale par le raclage, unique moyen sûr de détruire l'hypertrophie du tissu adénoïde normal, qui abonde dans cette région et qui a la propriété de s'atrophier une fois passée la période de l'adolescence. Mais de ce que cette hypertrophie disparaît spontanément chez l'adolescent et l'adulte il ne s'ensuit pas l'indication du *noli me tangere*. En effet, sa présence est suffisante pour engendrer des lésions catarrhales chroniques dans la cavité naso-pharyngienne et dans l'oreille moyenne ; si l'on ne fait pas disparaître la cause véritable, ces lésions peuvent présenter une amélioration apparente, mais elles ne guérissent pas, et même s'aggravent en laissant des résidus, rebelles à tout traitement rationnel. Il faut se rappeler le *sublata causa, tollitur effectus*.

« A cette occasion j'ai fait construire le dé à curette de trois grandeurs différentes. Dans ce cas, étant donné le peu d'espace de la cavité naso-pharyngienne et l'opposition du patient, la curette d'Hartmann, l'adénotome de Delstanche et les pinces de Lœwenberg ou de Störk ne pouvaient servir.

« Mais le patient ne me fut plus amené, peut-être parce que je ne le leurrai pas, comme d'autres le font, de l'espoir d'obtenir la guérison à l'aide de badigeonnages mucilagineux !!! »

Je répéterai ici ce que j'ai écrit dans ma leçon d'ouverture de 1882-83 : *L'otoiatria ed il medico generico è l'otoiatra dell' oggi.*

CHAPITRE III

La surdité rend l'homme misanthrope. — Influence nocive du froid sur l'oreille externe : cas où l'on doit permettre de porter du coton dans les oreilles. — Le froid atteint l'oreille moyenne par le nez : tout coryza doit être traité avec soin. — Tympan et pression atmosphérique. — Du danger des bains de mer pour l'oreille saine ou malade. L'hydrothérapie n'est d'aucune utilité en thérapeutique auriculaire. La proscrire absolument dans les cas de suppuration chronique de la caisse ou de l'apophyse mastoïde. — De la conduite à tenir quand l'eau de mer a pénétré dans le conduit auditif ou dans la trompe. — Inefficacité des eaux thermo-minérales dans le traitement des otites chroniques. — Ne pas demander à l'eau ce que le feu peut seul donner. — Surdité par surmenage intellectuel. — La propreté absolue du conduit s'impose à tous les ouvriers qui travaillent au milieu de poussières. — Surdités professionnelles : saturnins, artilleurs, employés de chemins de fer. — Du daltonisme de l'oreille : non-perception des bruits aigus. — Le tabac est-il utile ou nuisible à l'oreille ? — Oreille et musique : entendre juste fait chanter juste.

« Jetons maintenant un regard sur l'oreille au point de vue physiologico-psychologique. L'ouïe est le sens le plus indépendant et le plus isolé ; ses relations avec les autres sens sont rares et de peu d'importance. Ni la vue ni le tact ne peuvent recueillir les impressions auditives ; celles-ci, perçues par l'oreille de loin comme de près, sont transmises sans subir l'influence d'aucuns modificateurs. Les autres sens, tels que la vue elle-même, cette grande rivale de l'ouïe, n'ont rien à voir dans l'accomplissement de cette fonction, à laquelle ils ne peuvent apporter la plus légère modification.

« L'intelligence a les mêmes limites que le langage, comme nous le montre clairement l'histoire comparée de la littérature. Par suite l'intelligence des individus atteints de surdité plus ou moins grave a les limites du langage qu'ils peuvent saisir ; l'intelligence du sourd-muet a les limites du langage artificiel, et LECAT dit avec raison que la surdité est une mort prématurée, le sens de l'ouïe prenant la plus grande part au développement des facultés intellectuelles ; sans la parole l'idée reste muette, c'est-à-dire manque de son revêtement extérieur et reste à l'état de simple sensation, la parole étant la porte par où les impressions auditives trouvent une issue.

« Chez les sourds l'esprit, au dire de BONNAFONT, est enfermé dans un sommeil éternel et,

2.

entre un aveugle et un sourd on peut établir
le parallèle suivant : l'aveugle lettré est comme
un étranger dans le monde physique ; le sourd
est un étranger dans le monde moral ; mis en
face de difficultés matérielles, le sourd les sur-
montera mieux que l'aveugle ; en présence de
difficultés morales l'aveugle prendra un parti
meilleur que le sourd. L'un tranchera le nœud
gordien à la manière d'Alexandre, l'autre vain-
cra le sphinx en expliquant l'énigme. On constate dans l'histoire que les aveugles montrent
plus d'intelligence que les sourds ; en effet,
l'histoire ne signale qu'un seul sourd-muet,
Alexandre Berthier (1), ayant publié un travail

(1) La génération passée a pu saluer en notre siècle,
comme professeur de l'Institution royale de Paris, un
sourd-muet de naissance, le célèbre JEAN-FERDINAND BER-
THIER, dont les connaissances spéciales sur la matière
lui ont valu l'honneur d'être choisi par l'Institut histo-
rique de France pour écrire un mémoire sur l'éducation
des sourds-muets à toutes les époques et dans tous les
pays, travail remarquable qui a montré qu'il appartient
à notre époque d'avoir entrepris l'éducation des êtres
que les anciens Spartiates condamnaient à mort, parce
qu'ils les regardaient comme incomplets et difformes et
qu'ils trouvaient inutile de leur laisser la vie, puisqu'ils
ne pouvaient être d'aucune utilité pour la république.
BERTHIER, qui a tant illustré la surdi-mutité, qui a obtenu
pour cela une médaille d'or de la Société des sciences
morales de Seine-et-Oise et fut décoré de la croix de la

vraiment littéraire, tandis qu'on trouve parmi les aveugles un grand nombre d'hommes célèbres dans les lettres, les sciences, les arts et l'industrie, à tel point qu'on dit couramment : « studieux, attentif, réfléchi et profond comme un aveugle ».

« La surdité est une des infirmités qui conduisent l'homme à la misanthropie; involontairement le sourd s'éloigne de la société, celui qui entend ne reste jamais seul, l'aveugle trouve même un soulagement au fond des bois dans le bruissement des feuilles et le bourdonnement des insectes. L'aveugle est joyeux quand on l'approche, parce que la conversation lui fait oublier son infirmité, tandis qu'en adressant la parole au sourd on lui rappelle la sienne et on le rend triste.

« Et ce n'est pas sans sujet que le sourd est plus sombre, plus triste et plus malheureux que l'aveugle. S'il manque à celui-ci le splendide spectacle du monde extérieur, le premier est privé de tout commerce affectueux. A l'aveugle la lumière fait défaut, mais au

Légion d'honneur, est resté surtout célèbre par les *adieux* adresssés par gestes le 11 mai 1823, au nom de ses compagnons d'infortune, sur la tombe de l'abbé Sicard.

sourd il manque le sens principal de la vie sociale, le bras droit a été amputé à l'aveugle, au sourd a été arraché un lambeau du cœur. Certainement le sourd est mille fois plus malheureux que l'aveugle (MANTEGAZZA). Enfin je conclurai avec V. TRÖLTSCH que la surdité exerce une influence nocive sur la manière d'être, d'agir et de penser de l'individu (1).

(1) BEETHOVEN, le poète et musicien par excellence, le génie de la passion, a connu toutes les angoisses de cette mort morale, et plusieurs de ses chefs-d'œuvre ne sont qu'un écho de ses souffrances, une plainte amère, mais divinement mélodieuse! Ses dispositions à la solitude, raconte FÉTIS, commencèrent à se montrer en 1796, époque à laquelle survinrent les premiers symptômes de la surdité qui résista à tous les traitements possibles, s'augmenta même par la suite et finit par le priver complètement du plaisir d'entendre la musique. Dans le testament qu'il fit en 1802 en faveur de ses deux frères, on voit clairement que le désespoir était arrivé chez lui au degré suprême, depuis qu'il était privé de l'ouïe, qu'il fuyait le monde parce qu'il lui était pénible de montrer sa surdité et que plusieurs fois il avait songé au suicide pour mettre un terme à ses souffrances morales. Son infirmité lui semblait être un déshonneur pour un musicien. Montrer sa surdité lui causait beaucoup de peine. Le jour où BEETHOVEN exécuta à Vienne sa cinquième symphonie, en présence d'un immense auditoire, la foule lui fit une ovation enthousiaste. BEETHOVEN qui avait dirigé l'orchestre restait immobile, quand un des artistes lui poussa douce-

« Celui qui entend à moitié ou moins encore tombe souvent dans des erreurs, parfois compromettantes, dans des malentendus possibles on des discussions irritantes. Une altercation peut naître subitement d'une phrase entendue à rebours, d'une parole mal comprise. »

L'oreille externe (pavillon, conduit auditif et membrane du tympan) étant en communication directe avec le monde extérieur, en ressent les variations de température qui peuvent être la cause de maladies d'oreille (1).

ment le front vers l'auditoire pour lui montrer l'enthousiasme qu'il avait produit. Le public se rappelle alors que le grand homme qu'il acclamait, à qui il devait tant de splendides sensations, était complètement sourd ; Beethoven éclata en plaintes amères !

(1) Lavater attribuait à la forme du pavillon de l'oreille une signification physiognomonique. Et récemment le Dr Amédée Joux est allé encore plus loin : il détermine de la façon la plus absolue le caractère et la nature d'esprit de l'individu d'après la forme extérieure de l'oreille. D'après lui, une oreille souple, d'une forme harmonique dans ses diverses parties, élégante, d'une grandeur convenable, bien située sur les côtés de la tête et pourvue d'un lobule irréprochable, ne peut appartenir à un homme vulgaire ou seulement médiocre. Tandis que si le pavillon est souvent rouge, le lobule épais et injecté de sang, les diverses parties non harmoniques entre elles, s'il est aplati contre le crâne, il en résulte un ensemble antipathique et négligé, un aspect des plus vulgaires ! Le Dr Joux prétend aussi que

La chaleur excessive nuit à l'organe de l'audition en produisant des hyperhémies de la région interne. Mais plus encore que la chaleur ambiante, la température élevée résultant de fièvres infectieuses porte une atteinte directe au nerf acoustique. Tout médecin a certainement eu l'occasion d'observer des enfants qui, à la suite de la rougeole, de la fièvre scarlatine, de la variole, d'un érysipèle, etc., sont restés sourds à cause de lésions intra-crâniennes du nerf acoustique, dont la structure délicate est lésée par la seule thermogenèse de ses attaches et que les anciens appelaient à bon droit la partie molle du septième nerf.

Le froid, spécialement uni à l'humidité qui favorise le développemeet des maladies parasitaires, est une cause d'affections de l'oreille. En hiver, ceux que leur métier oblige à un séjour prolongé à l'air libre (cochers, paysans,

nul organe du corps humain ne transmet mieux que le pavillon la ressemblance du père à ses enfants, et que sa forme permet très souvent de reconnaître leur légitimité. En d'autres termes, on pourrait dire, d'après le Dr Joux : *Montre-moi ton oreille, et je te dirai qui tu es, d'où tu viens et où tu vas.* Pour ma part j'en crois le Dr Joux, mais j'engage le lecteur à ne pas s'arrêter à une opinion aussi absolue et à en laisser la discussion aux partisans de LAVATER, GALL et SPURZHEIM.

cantonniers, maçons, etc.), sont sujets à des engelures du pavillon et, dans les pays extrêmement froids (Russie, Sibérie, etc.), à de véritables congélations, entrainant la perte de la partie de l'oreille qui contribue à l'esthétique de la physionomie. En outre, si la température du conduit auditif, qui est en moyenne 36° à 36° et demi, s'abaisse notablement par pénétration d'air très froid, la membrane du tympan s'en ressent et il peut en résulter des inflammations. Cependant il est rare que l'on ait à constater des myringites par pénétration directe de l'air froid dans le méat; en effet, la nature a protégé ce dernier par des poils qui filtrent l'air, le rendent moins humide et maintiennent une température relativement élevée à l'intérieur du conduit, puis la courbure du méat empêche la pénétration brusque de l'air extérieur. En outre chacun protège ses oreilles contre le froid à l'aide de capuchons, de voiles, etc. Cependant l'emploi du coton pour protéger le conduit auditif contre l'air ambiant n'est pas à conseiller : on le permet néanmoins à ceux qui ont des lésions de l'oreille moyenne avec destruction ou perforation de la membrane du tympan, et qui ressentent douloureusement l'influence du froid humide (1). Si nous pouvons protéger nos oreilles contre le froid, il n'en est pas de même des fosses nasales par lesquelles nous respirons. Aussi les catarrhes de cette muqueuse se produisent-ils facilement, et comme de là (ainsi que je l'ai déjà fait remarquer) ils se transmettent facilement à la trompe d'Eustache, puis à la caisse et à la membrane du tympan, il en résulte que le

(1) « A ceux qui par métier doivent s'exposer aux bruits violents des explosions des mines, du tir des canons, etc., je conseille de mettre un morceau de coton dans l'oreille. En dehors de ce cas et d'un petit nombre d'autres, ne porter jamais du coton dans l'oreille sans le conseil du médecin ; c'est là une vilaine habitude, malpropre et même malsaine. Cet organe délicat est suffisamment protégé par la nature, et bouché avec du coton il donnerait, même à l'Apollon du Belvédère un air « d'infirmier ou d'apothicaire de village ». (MANTEGAZZA). Il est préférable de se servir de couvre-oreille en cellulose ou en étoffe couleur de chair, ayant la forme exacte de l'oreille, de peu d'épaisseur pour ne pas empêcher la transmission du son, et qui sont employés pour protéger l'oreille contre les froids excessifs, comme je l'ai vu à Londres.

Pour les personnes atteintes de suppurations chroniques je proscris l'emploi du coton, mais antiseptique et je fais insuffler après tout traitement, à l'aide de mon insufflateur, de l'acide borique pulvérisé, lequel, tout en protégeant la caisse du tympan contre l'action pathogénique de l'air extérieur, a en même temps l'avantage d'agir comme antiseptique et antipyogénique.

froid humide est indirectement la cause principale des sténoses tubaires et des otites catarrhales à marche lente. Ce n'est pas ici le lieu de parler des dangers sérieux de ces maladies qui conduisent à la sclérose de la caisse et à la surdité, non plus que de leur traitement, mais je dois recommander de ne pas négliger, comme on le fait généralement, les catarrhes du nez et d'accorder plus de soin à nos sens spécifiques qui sont en grande partie la source des jouissances physiques et pyschiques de notre existence.

Je dirai un mot des désordres engendrés dans l'organe auditif par les variations de la pression atmosphérique. Dans les conditions ordinaires il y a équilibre entre la pression de l'air contenu dans la caisse et la pression extérieure qui s'exerce sur la membrane du tympan. Mais si l'une de ces deux pressions l'emporte sur l'autre, il en résulte des anomalies de tension de la membrane, pouvant aller jusqu'à la rupture quand la variation de pression se produit brusquement. Je laisserai de côté les cas pathologiques et signalerai seulement les hémorrhagies de l'oreille qui ne sont pas rares chez les aéronautes et ceux qui font l'ascension de hautes montagnes. Par suite de la raréfaction de l'air extérieur, la pression interne l'emporte et repousse au dehors la membrane du tympan jusqu'à la rupture. Des otorrhagies se produisent aussi par un effet inverse chez ceux qui travaillent sous la cloche à plongeur ; ici c'est la pression extérieure qui l'emporte sur la pression interne (1).

(1) Il résulte clairement de ce qui précède que l'appareil auditif, dans sa partie moyenne, est, avec l'appareil respiratoire, celui qui subit le plus directement l'influence des variations de la pression barométrique ; aussi la cause principale des troubles fonctionnels provenant de la caisse est justement le défaut d'équilibre entre les pressions interne et externe. Si la rupture de l'équilibre est violente, elle peut se transmettre au labyrinthe, aux centres nerveux et aux autres appareils, tels que l'appareil cardiaque. Pour les ouvriers qui entrent dans les appareils où ils sont soumis à la *compression* puis à la *décompression* de l'air, l'expérience a montré que s'il ne se produit pas de graves accidents pendant la compression, il n'en est pas de même pendant la décompression, laquelle, si elle est instantanée, amène une mort foudroyante, ou la paralysie, des douleurs articulaires, des gonflements musculaires, etc., tandis que, si elle est lente et graduée, elle ne produit pas d'accidents de ce genre. — Je laisse de côté les autres symptômes et me borne aux cas de surdité qui se produisent. — La compression donne lieu à des déplacements de la chaîne des osselets, à des lésions des fenêtres et du labyrinthe ; dans la décompression le premier et peut-être le seul organe lésé est le labyrin-

L'un des chapitres les plus importants de l'hygiène de l'oreille concerne l'usage des bains en général et en particulier des bains de mer (1).

Dans mon travail déjà cité, je dis dans une note relative aux bains de mer :

« J'ai eu l'idée de réunir ces cas à ceux relevés dans ma pratique privée et d'en former le tableau statistique suivant, qui me facilitera l'exposition de mon sujet et vous permettra de me suivre plus facilement :

Eczéma du pavillon......................	6
Otite externe simple....................	4
Inflammation des glandes et bulbes pileux.	7
Furonculose.............................	11
Myringite traumatique.................. .	4
Myringite caustique................... .	10

the ; aussi la décompression est-elle plus grave que la compression et elle produit facilement des hémorrhagies labyrinthiques. Des faits de ce genre ont été rapportés par l'ingénieur GÉRARD dans la *Revue sanitaire de Bordeaux et du sud-ouest*, en décembre 1884 et janvier 1885, dans un travail intitulé : *Les accidents dans les travaux à l'air comprimé à propos de cas observés pendant la construction du pont de Cubzac sur la Dordogne.* Des accidents analogues se trouvent exposés avec plus de détails dans ma monographie déjà citée : *Sordita e Sordomutismo.*

(1) *L'orecchio, il naso, la gola e la balneoterapia*, lezioni del prof. VINCENZO COZZOLINO, publiées dans la *Riforma medica*, 1885.

« La simple lecture de ce tableau montre déjà clairement quel contingent les bains de mer apportent aux maladies de l'oreille d'une manière générale. Mais allons au fond de la question et voyons s'il est possible de répondre à la demande que chacun se fait, de savoir si les bains de mer doivent encore être considérés comme un agent thérapeutique ou être bannis entièrement de la pratique, et enfin s'ils peuvent être employés avec certaines précautions par ceux qui ont l'oreille saine.

« Sur une oreille parfaitement saine les bains de mer peuvent produire des lésions du conduit auditif, de la membrane du tympan, de la caisse, de la trompe d'Eustache, etc., lesquelles, étant les mêmes que celles étudiées dans la pathologie de l'oreille, n'ont pas besoin d'être énumérées ; d'autre part, sur l'oreille malade, outre la possibilité de la production des mêmes lésions, ils aggravent celles déjà existantes. En effet, dans le cas d'une otite moyenne suppurative avec perforation de la membrane du tympan, le processus pathologique est aggravé par accroissement de l'otorrhée et parfois l'on a à déplorer une extension au labyrinthe. De même, dans le cas d'une otite moyenne scléreuse, les bruits subjectifs augmentent, souvent au point de devenir un tourment pour les pauvres malades qui sont parfois poussés au suicide, comme l'ont observé GRAZZI de Florence et DE ROSSI de Rome. J'ai moi-même, il y a trois ans, fait la même observation sur un prêtre sicilien distingué, mais grâce à la suspension des bains que je prescrivis et à un traitement plus rationnel, il retrouva le calme et la raison.

Mais l'action pathogène des bains de mer est plus accentuée dans les cas de lésions osseuses de l'oreille, la carie et nécrose persiste et s'étend et les granulations tendent à se transformer en végétations polypoïdes.

Tel est ce que j'ai cru nécessaire de vous dire sur l'action pathogène des bains de mer et ce que je vais vous répéter sous une forme plus nette, en y joignant quelques considérations hygiéniques et thérapeutiques.

1° De tous les appareils organiques, celui qui ne retire aucun avantage mais souffre souvent de l'usage des bains de mer, est précisément l'appareil auditif.

2° Tous les individus atteints de maladies d'oreille demandent en vain leur guérison à la mer ; ordinairement même ils aggravent leurs souffrances présentes ou réveillent les souffrances passées.

3° Les principales lésions que peut produire l'eau de mer par son action diverse sur l'appareil auditif sont l'otite externe circonscrite, la furonculose, la myringite, l'otite moyenne secondaire, consécutive à la myringite, l'otite moyenne primitive par introduction de l'eau de mer à travers la trompe d'Eustache, ou à travers la membrane du tympan quand il existe une solution de continuité pathologique ou embryonnaire du segment supérieur, comme cela a lieu chez quelques enfants.

4° En conséquence, dans les maladies d'oreille et spécialement dans les inflammations chroniques de la caisse du tympan et les lésions osseuses de l'apophyse mastoïde, on doit proscrire la médication banale par l'eau de mer que quelques vieux praticiens conseillent encore au grand détriment des malades.

5° Aux personnes atteintes d'affections moins graves de l'oreille et à celles qui ont eu antérieurement une maladie de l'organe auditif, on recommandera de ne pas plonger et de ne pas introduire brusquement la tête dans l'eau sans avoir fermé, pour toute la durée du bain, les méats auditifs avec une boule de coton, le mieux après avoir enduit celui-ci de cire; en outre, surtout s'il s'agit d'enfants, on recommandera d'éviter la pénétration de l'eau dans les fosses nasales ou dans la cavité naso-pharyngienne, car le simple mouvement de déglutition, en dilatant l'orifice de la trompe, peut faire passer l'eau dans celle-ci et de là dans la caisse du tympan, et déterminer une salpingite ou une otite moyenne purulente.

6° Si l'eau de mer a pénétré dans le conduit auditif, on cherchera d'abord à l'absorber à l'aide de coton enroulé sur un petit crayon ou un cure-dent que l'on introduira à un centimètre et demi ou deux centimètres au plus; puis, qu'il y ait ou non de la douleur, on insufflera de l'acide borique pulvérisé qui, étant hygrométrique, desséchera les parois du méat. A l'aide de ce procédé aseptique et antiphlogistique de la thérapeutique auriculaire moderne on pourra conjurer la production de la myringite et de l'otite externe.

7° Si au contraire l'eau a pénétré dans la trompe d'Eustache et que le médecin soit appelé aussitôt, il suffira de faire exécuter au patient le procédé de TOYNBEE, qui sert précisément à évacuer l'air de la caisse et que j'appelle à cause de cela le *procédé expiratoire*, par opposition à tous les autres procédés qui servent à l'aération de la caisse et que j'appelle *inspiratoires*. A ce propos, vous savez que je divise aussi ces procédés en *naturels*, tels que ceux qui résultent de l'acte de déglutition, de la toux ou du hoquet, et *artificiels*, tels que celui de VALSALVA, praticable chez les adultes mais toujours dangereux, et celui du professeur POLITZER, qui représente au contraire l'agent thérapeutique le plus rationnel de l'otologie moderne. Ce dernier procédé a en effet rendu possible le traitement de certaines lésions de la trompe et de la caisse chez les enfants qui autrefois aboutissaient le plus souvent à la surdité et aux phénomènes de l'*oto-*

piésis étudiés par mon ami le docteur Boucheron. Mais si l'eau a pénétré dans le méat depuis la veille ou depuis plusieurs heures et qu'il y ait déjà un commencement d'inflammation de la caisse, on pratiquera le procédé de Politzer, sauf dans le cas d'une myringite aiguë à son plus haut degré de développement, auquel cas il est douloureux et peut amener la perforation de la membrane. Enfin si la suppuration s'est établie, sans avoir encore amené la perforation de la membrane du tympan, il faudra pratiquer la perforation artificielle et donner issue au pus. Si la perforation est large et se trouve dans le segment inférieur, on fera suivre le procédé de Politzer d'une insufflation d'acide borique pulvérisé ou bien d'une injection d'une solution hydro-alcoolique (1) d'acide borique, dans le cas d'une petite perforation située dans l'un des segments supérieurs. De cette façon, ainsi que vous l'avez vu dans notre clinique, vous ferez souvent disparaître la douleur et vous abrégerez la durée de l'inflammation.

8° C'est également à l'aide de ces deux

(1) Voir mon *Formulario clinico-terapeutico ragionato per le malattie dell' orecchio*, dans l'appendice aux *Lezioni*. Naples, 1887.

3.

moyens que vous combattrez l'otite externe, la furonculose, la myringite traumatique et la myringite caustique; la raison du succès se trouve dans la nouvelle voie qu'a prise le traitement des inflammations de l'oreille par l'application des méthodes antiseptiques, application d'une grande simplicité basée sur l'étiologie.

9° Enfin, je le répète, avant de conseiller une cure balnéaire, vous demanderez à vos clients s'ils ont souffert ou souffrent actuellement de maladies d'oreille, spécialement avec bourdonnements, bruits de cloches, de voix, etc., parce que, en pareil cas, il s'agit souvent de lésions labyrinthiques qui s'aggravent à la suite des bains de mer et augmentent d'une façon exagérée les souffrances des pauvres malades.

Relativement à la balnéothérapie dans les maladies d'oreille, il me reste à dire un mot des bains minéraux et spécialement de nos bains thermo-minéraux de Casamicciola et de Bagnoli, ainsi que des bains sulfureux, arsénicaux, de l'hydrothérapie, de ce qu'on appelle les bains russes et des bains d'air comprimé.

« Les eaux thermo-minérales d'Ischia et de Bagnoli, précieuses dans les inflammations lentes rhumatismales des systèmes cutané, musculaire et articulaire, n'ont pas la même efficacité pour les affections de l'oreille.

« L'usage des bains produit, en effet, l'excitation du système vaso-moteur, et il en résulte une recrudescence des hyperhémies chroniques de la caisse et un accroissement des bruits subjectifs.

« Et que dire de leur emploi local, surtout de l'eau dite du Gurgitello, employée empiriquement dans les inflammations lentes de la caisse du tympan ? Cette eau est riche en carbonates alcalins et terreux et l'on sait que les alcalins employés longtemps enlèvent aux tissus leur tonicité, rendent les suppurations abondantes et fluides et favorisent le développement des granulations polypoïdes ; par suite la fameuse eau du Gurgitello aggrave ces lésions et ne peut les guérir.

« Je recommande expressément de ne pas faire pénétrer de l'eau froide dans le conduit auditif des enfants pendant les ablutions du matin, parce qu'il en résulte souvent des inflammations de l'oreille externe et moyenne. »

Si, à propos d'hygiène, je me suis étendu aussi longuement sur les bains, c'est que jusqu'ici on a attribué à ces bains et surtout aux bains de mer, une action fortifiante sur l'organe de l'ouïe et que, notamment dans la saison des bains, on voit beaucoup de personnes atteintes de maladies d'oreille se rendre aux bains de mer pour se guérir ou seulement dans un but d'hygiène au point de vue de l'oreille. Il n'est pas rare de voir l'hydrothérapie prescrite dans certains troubles de l'organe auditif, par exemple dans les cas de bruits subjectifs dus à des bouchons cérumineux ou à une sténose catarrhale de la trompe sous la dépendance d'affections catarrhales de la région nasale. Et à ce propos je ne puis que déplorer la facilité avec laquelle on ordonne les bains dans une rhinite ou pharyngite chronique, qui a déjà donné lieu à ses suites principales : hypertrophie et hyperplasie des tissus, dégénérescence de ces derniers, etc. Il est bien téméraire de demander à l'eau ce que peut donner seul le feu, c'est-à-dire le galvano-cautère, etc.

Il faut abandonner les vieilles routines de la pratique médicale, les prescriptions stéréotypées, les indications thérapeutiques passées à l'état de *panacées* et se plier aux nécessités de chaque cas clinique, ce qui n'est possible que par l'observation exacte des organes lésés. C'est dans cette voie que se trouve le progrès, la marche rationnelle, la seule direction permettant d'être véritablement utile au patient, tout en contribuant au perfectionnement de la science.

Et tout ce que je dis ici pour l'oreille, le nez, etc., est également vrai pour tous les autres organes.

L'oreille est l'un des organes dont la maladie peut provenir du seul exercice d'une profession, d'un art ou métier. En effet, dans les professions intellectuelles, l'appareil auditif nerveux, étant en relation intime avec le cerveau, subit souvent le sort de ce dernier quand il est fatigué par des travaux intellectuels exagérés et surtout quand le système nerveux est épuisé par des travaux excessifs, psychiques et physiques. C'est ce qui explique le grand nombre de sourds parmi les hommes livrés à l'étude, les hommes de cabinet soumis à un travail mental souvent exagéré et incessant.

Tous les ouvriers qui se trouvent continuellement en contact avec des poussières plus ou moins irritantes (meuniers, charbonniers, cantonniers, etc.), doivent tenir le conduit auditif très propre s'ils ne veulent être sujets à des lésions auriculaires, de peu d'importance au début, mais qui peuvent avoir des conséquences graves. Ces poussières mêlées au cérumen forment des bouchons dont la nature irritante donne lieu à des dermatites, à des myringites pouvant aboutir à la perforation de la membrane et à une otite moyenne purulente. Ces poussières irritantes, mécaniquement et chimiquement, provoquent en outre des catarrhes naso-pharyngiens qui se transmettent à la caisse du tympan. Enfin d'autres industries exercent une action nocive générale sur la sphère interne, par exemple la fabrication du plomb et de ses sels, etc., qui amène la surdité dite « surdité plombique » ou une hémianesthésie dite « saturnine », sur laquelle RAYMOND a publié en 1876 un travail important : « Thèse sur les hémianesthésies saturnines ». Il y a d'autres métiers qui exposent plus fréquemment les ouvriers à des maladies de l'oreille graves et souvent incurables. Chez les chaudronniers, machinistes, mineurs, canonniers et d'une manière générale chez tous ceux qui exercent des métiers bruyants, les ramifications du nerf acoustique dans le labyrinthe membraneux, les ampoules, le vestibule et la lame basilaire sont dans une situation analogue à celle de la rétine exposée à une vive lumière; la surexcitation continue produite par des bruits intenses finit par fatiguer le nerf et parfois le paralyser. Chez les canonniers et quelques machinistes, l'explosion d'un canon ou la forte détonation d'une machine peut déchirer la membrane du tympan par suite de la forte compression de l'air sur celle-ci; la vive excitation du nerf acoustique peut aussi en déterminer la paralysie. Cela suffirait pour confondre ce charlatan qui prétendait rendre l'audition à un sourd et même à un sourd-muet à force de lui crier dans les oreilles pendant des mois et des années — folie ou fourberie ? Peut-être avait-il lu qu'un nommé Léopold Deslandes proposait d'*exciter les fonctions moléculaires du nerf acoustique des sourds*, en l'exposant au roulement prolongé du tambour dans une salle disposée de façon à recueillir et réfléchir des ondes sonores ?

En outre un très grand nombre de métiers exposent les ouvriers au froid humide, qui détermine des catarrhes naso-pharyngiens, lesquels amènent à leur tour la sténose de la trompe et des otites catarrhales, causes fréquentes de surdité. Mais ceux qui sont le plus exposés aux maladies de l'oreille, soit par l'action du froid humide, soit par les bruits, sont les mécaniciens et les employés de la voie sur les chemins de fer, etc. ; chez eux les affections en question sont encore plus accentuées, et il est impossible d'obtenir une guérison complète sans soutraire l'individu à l'action continue de ces influences nocives.

Et ici il convient de rappeler, dans l'espoir que nos administrateurs de chemins de fer en feront leur profit, que tout particulièrement les employés de chemins de fer atteints de ces lésions de l'oreille (sur lesquelles Moos a appelé l'attention du Congrès otologique international de Milan en 1880, ainsi que tant d'autres, parmi lesquels l'auteur du présent ouvrage, dans ses *Lezioni sulle malattie dell'orechio*, publiées récemment et son éminent collègue GRAZZI qui a fait à ce sujet une conférence publique il y a quelques années sous les auspices de l'honorable Genala), peuvent être la cause de grands désastres, par suite de la perte de l'audition des sons aigus (sifflet), comme cela arrive pour certaines couleurs chez les individus atteints de daltonisme. De là résulte la nécessité au point de vue sanitaire et social, pour prévenir les catastrophes, d'un examen sérieux par un médecin auriste des individus qui demandent à faire partie du personnel des chemins de fer et de ceux qui s'y trouvent déjà et sont atteints d'affections de l'oreille : bruits, surdité, vertiges, etc. Enfin, je rappelle que dans la section des maladies de l'oreille, du nez et du larynx du congrès de Pavie, dont je fus nommé vice-président, ces questions furent agitées et je fus chargé avec GRAZZI, MASINI de Gênes et SAPOLINI de Milan, de faire des démarches dans le sens indiqué auprès des diverses administrations.

Les personnes atteintes de dureté d'oreille ne doivent pas abuser du tabac à fumer et à priser. Contrairement à ce que croit ordinairement le vulgaire, le tabac à priser est une des causes prédisposantes à de graves affections de l'oreille, spécialement aux catarrhes de la trompe et de la caisse, suites du catarrhe naso-pharyngien engendré par l'usage du tabac. L'abus du tabac et spécialement du tabac à chiquer peut exercer une action dépressive, toxique sur le nerf acoustique, comme aussi sur le nerf optique (amblyopie toxique). L'hygiène conseille encore de ne pas abuser des boissons alcooliques et d'éviter les causes d'épuisement nerveux.

Il me resterait encore à dire un mot de l'oreille au point de vue du bien-être moral et, si l'on veut, physique, des personnes atteintes de maladies nerveuses. L'oreille étant la voie principale par laquelle se transmettent les impressions agréables et désagréables du monde extérieur, de tous temps jusqu'à nos jours, la science a introduit la musique parmi les indications thérapeutiques, et je me rappelle avoir assisté à Paris, à la Salpêtrière, à l'un de ces traitements musicaux que l'illustre CHARCOT donna à l'une des classes spéciales d'individus atteints de maladies nerveuses, ceux présentant de graves altérations mentales (1).

(1) COLOMBAT (de l'Isère) dans son opuscule « De la musique dans ses rapports avec la santé publique », 1873, où il se propose d'étudier la musique au point de vue de l'hygiène, de l'étiologie et de la thérapeutique, dit, page 8, qu'elle exerce sur notre économie une action variée dans les trois sens suivants : 1º Elle agit directement sur la constitution de l'homme en lui faisant éprouver telles ou telles sensations ; 2º elle agit spécialement sur l'esprit et le cœur de l'homme par l'interprétation des idées et des passions diversement exprimées et elle donne lieu à une réaction physique consecutive ; 3º enfin, elle agit directement sur le Moi en réveillant des émotions et sensations déjà éprouvées et peut, par le phénomène intime de l'association des idées, exercer la plus grande influence sur le moral, sur le physique et sur nos dispositions actuelles.

La musique est appréciée d'une façon différente suivant l'âge, le tempérament, le sexe, les dispositions

Mantegazza a raison de dire, en parlant de l'oreille : « L'homme ne crée rien..... mais il a créé une chose qui n'existe pas en dehors de lui : il a créé la musique. »

des personnes, selon le caractère propre et les circonstances où elle se produit.

L'action de la musique accélère le pouls, anime la physionomie, colore la peau, rend la digestion plus rapide et plus régulière et soutient les forces musculaires.

Grétry, faisant des expériences sur lui-même, a signalé un effet surprenant de la musique sur le système cardiaque et vasculaire. « Je mets, dit-il, trois doigts de la main droite sur l'artère du bras gauche ou sur quelque autre ; je chante intérieurement un air sur la mesure des battements artériels ; au bout de quelques minutes je chante un air de rythme et de caractère différents, et alors je sens distinctement que mon pouls est accéléré ou retardé pour se mettre à l'unisson du nouveau motif. »

Berlioz fait une vive peinture des effets qu'il éprouve constamment en assistant à l'exécution d'un chef-d'œuvre musical. « Personne, dit-il, ne pourrait donner une idée précise de tels phénomènes à qui n'a pas eu l'occasion d'en faire l'expérience. Tout mon être semble pris d'un mouvement fibrillaire et vibratoire. C'est d'abord un plaisir délicieux où n'entre pour rien le raisonnement. L'émotion croissant en raison directe de l'énergie et de la sublimité des motifs, produit ensuite une étrange agitation dans mon système circulatoire. Les artères battent avec violence, les larmes qui annoncent d'ordinaire le terme du paroxysme, n'indiquent souvent qu'un état progressif parcourant des stades ultérieurs. En pareil cas il se produit des

Les lésions de l'oreille, depuis les plus simples, telles qu'un bouchon de cérumen, etc., jusqu'aux labyrinthites incurables, peuvent donner lieu à des désordres psychiques, sur-

contractions spasmodiques des muscles, un tremblement convulsif de tous les membres, un engourdissement complet des extrémités, l'anesthésie, des paralysies partielles et enfin des vertiges et des défaillances. »

Un fait célèbre est celui d'Hugo van der Goes, le grand peintre flamand, élève et successeur de Jean van Dyck qui, désespéré de la mort d'une femme adorée, devint fou. Renfermé dans un couvent, les chants et la musique religieuse avaient seuls le pouvoir de calmer ses accès, et un jour, à la fin d'un chœur exécuté dans cette intention, il versa des larmes abondantes et revint à la raison. Il y a aussi des sons excitants qui peuvent secouer un grand nombre d'apathiques et de mélancoliques, comme il y a des cas dans lesquels la musique a des effets pernicieux : certains phthisiques, sous l'influence d'une musique mélodieuse, éprouvent une sensation d'angoisse et de commotion dans la poitrine.

Mais sans arriver à ces sensations exceptionnelles, la musique considérée comme moyen d'éducation populaire peut, mieux que tout autre art, exercer une influence salutaire sur le moral. En effet, elle aide puissamment à faire surgir et à développer les sentiments de générosité, de dévouement et d'enthousiasme qui font la force d'un peuple ; elle les fait surgir de leur source et en fait parvenir l'écho jusque dans le fond le plus intime de notre âme. Elle a pour cela des ressources admirables, contrairement aux autres arts qui tout à des hallucinations de l'ouïe, mélancolie, lipomanie, cemme je l'ai démontré dans mon travail : *Disturbi psichici provocati et sostenuti dalle malattie auriculari. — Giornale Psichiatria diretto dall' on. Prof.* G. BUONOMO *e redatto dal Prof.* L. BIANCHI, *anno V*, 1887.

L'hygiène de l'oreille présente une importance spéciale pour les chanteurs de profession, car la finesse de l'ouïe a pour eux plus de valeur que la puissance exagérée de la voix. Nous avons en effet des célébrités qui

paraissent comparativement condamnés à l'immobilité, elle se transforme d'une manière continue par le contraste des sons, par les accords simultanés, par la combinaison des rythmes les plus variés. Au moyen de formes animées, la musique remue les esprits les plus inertes et, leur communiquant son propre mouvement, en évoque les pensées confuses, complexes, indicibles qui dorment en chacun de nous. La musique fournit aussi à l'esprit une image qui se plie aux natures les plus dissemblables, respectant la pleine liberté de notre âme et l'invitant seulement à une collaboration muette et intense. De même que l'éloquence, elle a le don de réagir sur nos dispositions, de secouer nos habitudes et de les amener à l'unisson. Elle rend plus fort, plus courageux, elle exalte à l'heure du péril, soutient dans les épreuves ; entre les mains des véritables maîtres elle devient l'un des instruments les plus énergiques de la sociabilité, rapprochant et liant les hommes entre eux par un bien plus étroit, plus efficace et plus intense (MICHEL).

avec peu de voix, grâce à l'excellence de l'ouïe, obtiennent des résultats phoniques, mélodiques, que n'atteignent pas ceux dont l'oreille est moins bonne — dont l'audition est imparfaite, peut-être par suite d'une légère anomalie de tension dans l'oreille moyenne (1).

Les chanteurs, musiciens, ne doivent jamais remettre le traitement rationnel du moindre trouble de l'ouïe, car celle-ci ne doit pas être seulement bonne, mais parfaite.

Combien d'artistes chanteraient plus justes, s'ils avaient l'audition plus parfaite. — Combien sont obligés de crier plus que de raison parce qu'ils n'ont pas l'oreille musicale. — Combien doivent renoncer à leur carrière à cause d'une affection de l'ouïe, même peu grave. — Combien de personnes passent pour n'avoir pas l'oreille musicale, tandis qu'ils ne sont que de simples malades qui, traités, auraient l'oreille musicale comme les autres, en admet-

---

(1) VIGNA affirme que pour ce qu'on appelle une *oreille musicale*, il faut considérer de préférence la modalité de la sensation et non le simple degré de la sensibilité acoustique. Il y a, en effet, des musiciens capables de percevoir les moindres gradations de ton et dont l'ouïe est pourtant plutôt grossière. Ce phénomène singulier a même été observé chez un maître célèbre.

tant bien entendu que les lésions soient complètement guérissables.

L'hygiène a également un petit mot à dire

Notre regretté phrénologue, le prof. BIAGIO MIRAGLIA, dans sa conférence du 12 mai 1878, à la Philharmonique Bellini, sur le *Talento della musica*, faisait justement observer que ce n'est pas à l'oreille qu'est dévolu le talent musical proprement dit et que quand on parle d'une *bonne ou mauvaise oreille musicale*, pour désigner un bon ou mauvais compositeur ou musicien, c'est là une expression purement conventionnelle, métaphysique, l'oreille n'étant que l'instrument qui recueille les sons pour les transmettre au cerveau ; c'est le cerveau qui les perçoit et les apprécie, et qui crée les accords et les mélodies qui constituent la musique. S'il est indispensable d'avoir un bon appareil auditif, un bon organe collecteur des ondes sonores, celui-ci par lui-même n'est pas l'organe du talent musical, qui se trouve dans le cerveau où sont réalisées les conditions matérielles pour le développement des facultés fondamentales qui sont la base du talent musical. Effectivement, le célèbre BEETHOVEN, devenu extrêmement sourd bien avant la vieillesse, continuait à écrire les notes musicales qui se présentaient à son esprit ; et chez les oiseaux chanteurs, le mâle et la femelle ont le nerf acoustique également développé et très fin, mais il n'y a ordinairement que le mâle qui chante, parce que dans son cerveau se trouve une région très développée qui n'existe pas dans le cerveau de la femelle.

Et cela est un simple corollaire de la loi physico-anatomique des dispositions innées qu'en 1874, dans l'introduction au troisième cours de phrénologie, le même MIRAGLIA formulait exactement de la façon suivante, que je reproduis avec plaisir, parce que ce saen ce qui concerne l'esthétique de l'oreille. Elle apprend à ne pas enfoncer les casquettes et chapeaux des enfants jusqu'à rabaisser le pavillon ; à redresser les oreilles qui s'écartent de la tête à l'aide d'un ruban attaché la nuit autour de la tête et passant sous le cou ; à ne pas mettre de bonnets trop étroits aux petites filles qui ont les oreilles trop plates. Elle apprend surtout à ne pas les déformer avec des boucles d'oreilles trop lourdes. » MANTEGAZZA.

vant professeur n'a pas eu chez nous les honneurs que méritait un tel initiateur d'une école phrénologique basée sur l'anatomie et les sciences physiques.

« Il est facile de comprendre par là que toute disposition n'étant que l'aptitude d'une condition matérielle à développer la fonction qui lui a été assignée par la nature, il ne peut exister de faculté mentale, c'est-à-dire de puissance passée en acte, sans un organe propre ; et que cette faculté, devenue ainsi manifestation active de la fonction, ne peut se montrer plus ou moins puissante sans une structure plus ou moins parfaite de l'organe lui-même. »

CHAPITRE IV

PRÉCEPTES GÉNÉRAUX.

Conseils aux mères. — Il faut leur donner des notions
d'hygiène, car l'enfance est surtout l'âge des maladies
d'oreilles. — Surveillance sévère des fosses nasales.
Ne jamais renvoyer au lendemain le traitement d'une
otite : surtout au moment de la puberté. — Influence
réelle des règles; influence réelle de la grossesse. —
Des préjugés populaires. — Des otorrhées dites salu-
taires : grands dangers auxquels elles exposent. —
Médicaments qui nuisent à l'audition : salicylate de
quinine, etc. — Prothése auriculaire. — Cornets
acoustiques et charlatans. — Inefficacité et inconvénients des appareils de petites dimensions; nécessité
des plus grands que nature.— Un bon cornet acoustique est encore à trouver. — Huiles acoustiques an-
ciennes et modernes. — Tympans artificiels : dangers auxquels ils exposent l'oreille.

C'est principalement aux mères que s'adres-
sent les conseils suivants, parce que l'hygiène
de la famille est confiée à leurs soins. Dans la
préface de mon *Trattato sulla difteria*, 1887,
page XXI, j'ai écrit : « Je crois que l'enseignement de l'hygiène est plus nécessaire à la
femme qu'à l'homme, parce qu'elle est la gar-
dienne fidède de la santé de la famille et de

la société ; et l'histoire de tous les temps nous montre que la civilisation d'une nation marche toujours du même pas que la culture intellectuelle et morale des femmes. MONTESQUIEU dit : « L'homme fait les lois, mais la femme fait les mœurs. » Dans les desseins de la Providence, la femme est destinée à être pour la famille humaine une aide puissante à bien faire, mais pour qu'elle soit à la hauteur de sa tâche, il faut qu'une éducation saine et sage forme son esprit et son cœur. Aussi je voudrais que les femmes, chez qui les facultés affectives l'emportent de beaucoup sur les facultés intellectuelles, étudiassent moins la géométrie et les langues étrangères, mais davantage l'histoire et la langue nationales, les sciences naturelles et par-dessus tout reçoivent une éducation qui leur soit utile pour leur famille future et pour la patrie. Je voudrais, comme cela a lieu dans les classes les plus élevées de la Suisse, des États-Unis, etc., qu'elles n'eussent pas de répugnance pour tout « ce qui touche à l'hygiène et aux premières notions de médecine. On sait la grande *part prise par les mères dans les maladies des enfants*, et par suite ce qu'elles doivent savoir pour aider le médecin ; c'est là le sujet d'un travail de FONSSAGRIVES, qui en est à sa cinquième édition ; le regretté professeur d'hygiène à la Faculté de Montpellier, parmi tant de travaux d'hygiène et de thérapeutique, en a publié d'excellents sur l'*Hygiène infantile*.

Indubitablement, ô mères, la période de prédisposition pour les maladies d'oreille, comme le montre la statistique, est celle qui va de l'enfance à l'adolescence. Et la raison ne doit pas en être cherchée dans la faiblesse de l'organe à cet âge, comme on le dit vulgairement, mais dans la fréquence, à ce moment, des catarrhes naso-pharyngiens, due au développement exagéré du tissu adénoïde du pharynx nasal, dans les localisations variées, sur ces régions, des maladies infectieuses et autres, y compris les anomalies, et aussi dans les affections de l'appareil respiratoire — comme la toux convulsive, certaines affections pulmonaires et bronchites qui, par suite des efforts de la toux, agissent mécaniquement sur l'oreille ou amènent des complications dans les affections inflammatoires de l'oreille moyenne. — Aussi Bezold dit-il : *qu'il faut tenir comme un conseil clinique sérieux, la nécessité de l'examen systématique de l'oreille, surtout dans les maladies infectieuses des enfants.*

J'ajoute que chez les jeunes gens et adultes

atteints de syphilis, il ne faut pas oublier dans l'exploration fonctionnelle d'examiner l'état de l'audition, parce que la syphilis a une prédilection pour l'oreille, surtout pour l'appareil auditif nerveux, et c'est un axiome clinique d'admettre la syphilis comme cause quand un jeune homme est atteint d'une surdité grave venue en peu de temps, en quelques mois et parfois presque bruyamment sans lésion de l'oreille moyenne, etc. Voir ma monographie complète : *Sifilide acquisita ed ereditaria dell' apparato auditivo nelle sue tre sfere e nei suoi intimi rapporti con la regione naso-faringea*, mémoire faisant partie de la collection italienne médicale de *Lectures* publiée par l'éditeur Francesco Vallardi. Milan, 1888.

L'une des causes principales est que, dans le premier âge, il y a prédominance d'infantilisme à base lymphatique et scrofuleuse et surtout de scrofuloses syphilitiques par hérédité, qui donnent aux affections de la muqueuse de l'arrière-gorge un caractère de chronicité réalisant les conditions voulues pour la transmission à la muqueuse du pharynx, de la trompe et de la caisse du tympan; d'où le principe suivant : *ne jamais négliger le traitement des affections catarrhales aiguës et surtout*

*des affections chroniques du nez et de la gorge,
lesquelles non seulement sont la cause directe
des maladies de l'oreille, mais encore transfor-
ment les muqueuses en un terrain propre à la
culture des microbes d'un grand nombre de maladies infectieuses, parmi lesquelles la diphthérie
meurtrière, la rougeole, la scarlatine, etc. ;* la
statistique montre d'ailleurs d'une manière
éclatante que les individus atteints d'inflammations lentes de ces régions sont ceux qui
fournissent le contingent le plus fort aux maladies de l'oreille.

Dans la période de la puberté, l'oreille,
comme les autres appareils, subit l'influence
ordinaire du développement desdits appareils ;
la trompe d'Eustache et le conduit auditif ac-
quièrent à peu près complètement leur portion
osseuse et la cavité de la caisse se rétrécit par
suite du développement lent du promontoire ;
dans une telle période d'activité physiologique, si l'organe est malade, son état ne pourra
que s'aggraver, les suppurations de la caisse
repassent à l'état aigu, il se produit de fortes
proliférations, des granulations et polypes et
même des lésions osseuses n'existant pas au-
paravant. Comme, d'autre part, les affections
catarrhales chroniques de la région naso-pha-

4.

ryngienne repassent également à l'état aigu, il en résulte, dans cette période, un nouveau danger pour l'oreille ; d'où cet autre principe : *qu'il ne faut jamais renvoyer au lendemain le traitement d'une maladie de l'oreille, surtout dans la période d'évolution génésique*, laquelle, mettant à une brusque épreuve les organes de l'économie, a besoin de les trouver dans des conditions telles qu'ils puissent supporter cet état de suractivité nutritive : c'est juste l'opposé de ce que pense le vulgaire. Ce qui se produit brusquement à l'époque de la puberté arrive aussi dans les périodes menstruelles. On connaît aujourd'hui les relations vaso-motrices qui existent entre les organes génitaux de la femme et l'oreille moyenne et interne ; aussi l'hygiène rationnelle basée sur la pathogénie recommande d'une façon spéciale le traitement des désordres fonctionnels de l'appareil génital, surtout chez les femmes. Dans la pratique on constate ordinairement une aggravation des maladies de l'oreille dans la période menstruelle, surtout pour les lésions à base trophique, nerveuse, comme la sclérose primitive de la caisse, surtout s'il y a extension au labyrinthe, et pour les inflammations suppuratives de l'oreille moyenne.

Ma pratique m'oblige à déplorer ici, d'après divers cas que j'ai observés, l'habitude empirique de regarder certaines maladies d'oreille comme un simple effet de la grossesse. Je me rappelle avoir débarrassé en cinq ou six jours d'une furonculose de l'oreille une dame qui avait été condamnée à attendre l'accouchement pour voir disparaître miraculeusement la maladie provoquée par la grossesse! Inutile de dire qu'il en est de même pour les suppurations de la caisse, etc.

Le sexe peut avoir de l'influence sur le développement de la pathogénie des maladies de l'oreille. Les hommes, plus exposés que les femmes aux causes nocives, sont atteints en plus forte proportion, moins cependant dans l'enfance, où il y a, je crois, égalité, d'après la statistique. Dans certaines maladies de l'appareil auditif nerveux des jeunes femmes, il faut rechercher s'il n'existe pas des symptômes d'hystérie; de même les médecins s'occupant des maladies nerveuses doivent se préoccuper de l'état de l'oreille chez les névropathes, les névroses générales pouvant donner lieu à des troubles vaso-moteurs de l'oreille interne et à des bourdonnements, et produire dans l'oreille moyenne une exsudation séreuse, comme l'ont montré les auteurs américains CLARENCE, J. BLAKE et L. WOLTON dans un travail intitulé : *Aural symptoms in hysteria and the hysterical element in aural diseases*, 1885.

Donc, ò mères, si dévouées à vos enfants, je termine ces chaudes recommandations par les paroles qui forment la conclusion de mon introduction au cours des maladies de l'oreille de l'Université de Naples (1882); si vous les avez bien présentes à l'esprit, il est très probable que vous n'aurez pas à déplorer des maladies ou des issues graves qui feraient perdre à vos enfants le sens vous mettant plus que les autres en rapport avec leur cœur, le sens de l'ouïe, l'organe auquel est attaché, comme vous le savez, leur avenir intellectuel, social, etc. « Il faut commencer de bonne heure le traitement des maladies d'oreille, surtout des inflammations catarrhales et purulentes de la caisse du tympan; ajourner le traitement, c'est créer un obstacle croissant à la guérison, et celle-ci fût-elle ensuite obtenue, il resterait toujours une diminution notable de la portée de l'ouïe indiquant une lésion de l'oreille. Il y a, en effet, une probabilité toujours moindre de guérison des maladies de l'oreille moyenne quand se sont produites des lésions secondaires : perforations, épaississements, dégénérescence calcaire, atrophie, cicatrices, adhérences, synéchies, ankyloses, etc., etc., issues représentant des maladies à part, n'ayant plus rien à voir avec la maladie causale. Il suffit du simple bon sens pour comprendre qu'une suppuration en rapport direct avec la cavité crânienne peut, quand on y pense le moins, amener des inflammations des méninges et du cerveau conduisant fatalement à la mort. Beaucoup d'enfants que l'on a crus atteints de méningite primitive sont devenus méningitiques à la suite d'une otite moyenne purulente, ayant ou non produit des lésions osseuses, et que le vulgaire appelle *postema* et veut respecter, parce qu'il regarde le pus comme venant du cerveau et l'écoulement comme une *purgation* de ce dernier (1) ! »

Mais si cette issue fatale ne se produit pas, les portes d'accès au labyrinthe sont menacées, les membranes délicates de la fenêtre ovale et de la fenêtre ronde peuvent s'ulcérer ou céder

______

(1) Voir mon *Resoconto statistico delle mastoiditi e delle perforazioni della mastoide*, pratiquées dans mon service ambulatoire de l'hôpital clinique de Naples en 1887-88. Communication faite au Congrès chirurgical de Naples, 1888.

à la pression du pus et l'inflammation se propager ainsi au labyrinthe et produire une surdité secondaire complète, toujours incurable.

L'illustre et vénéré otologiste BONNAFONT, de Paris, me répétait de vive voix ce qu'il a écrit dans son *Traité des maladies de l'oreille*, que la proportion des guérisons est en raison inverse de l'âge, si bien qu'on pourrait établir en principe : que de l'enfance à l'adolescence, on peut guérir ou améliorer sensiblement tous les cas, sauf ceux de surdité congénitale ou sous la dépendance de désorganisation centrale ou périphérique du nerf acoustique. — De quinze à trente ans, les trois quarts peuvent être guéris ou améliorés, le tiers être soulagé. — Passé cet âge, la proportion est renversée, et le nombre des cas incurables l'emporte d'autant plus que l'âge est plus avancé.

Il est clair qu'il faut exclure de là les cas de surdité par lésions susceptibles d'être écartées, même chez les vieillards où elles sont fréquentes, comme l'obstruction du conduit par relâchement de la peau, constaté anatomiquement par V. TRÖLTSCH, comme les obstructions passagères de la trompe d'Eustache. Dans ces cas faciles à constater d'une façon sûre sous une vive lumière, comment peut-on porter un diagnostic et un pronostic sans l'examen otoscopique? Je ne comprends pas que l'on procède à tâtons quand il est si facile de baser son propre jugement.

Je crois devoir rappeler ici aux praticiens que, parmi les remèdes qui exercent une action nocive sur l'appareil auditif nerveux, il faut ranger le quinine et ses préparations, l'acide salycilique et ses sels, remèdes d'ailleurs d'une nécessité absolue et qui ne peuvent être remplacés qu'imparfaitement et souvent au détriment des patients. Mais s'il n'est pas possible de leur en substituer d'autres, je recommande de ne pas forcer les doses ou les répéter à court intervalle sans nécessité absolue, surtout s'il existe déjà des troubles fonctionnels apparents du nerf acoustique, car ces remèdes, l'acide salicylique plus encore que la quinine, amènent l'hyperhémie du labyrinthe et produisent des troubles trophiques de la lame basilaire, dont la persistance peut finir par en altérer la structure, et alors aux bruits subjectifs s'ajoute une surdité parfois grave.

Souvent dans ma pratique, chez des patients en traitement présentant une recrudescence des bruits subjectifs et de la dureté d'oreille, j'ai pensé qu'on avait administré de la quinine et je ne me suis pas trompé ; et je crois que parmi toutes les préparations de quinine le salicylicate est la plus dangereuse pour l'appareil auditif nerveux. Cette prédilection de la quinine et de l'acide salicylique pour l'oreille nous explique encore mieux leurs bons effets dans les affections de l'oreille accompagnées de troubles moteurs graves, d'un état vertigineux, vertige de Ménière, quand on les administre d'après la méthode du professeur CHARCOT : la quinine anesthésie le centre sensoriel et décongestionne la tête, et fait disparaître ainsi les troubles vertigineux, etc. Le salicylate de soude a en pareils cas une action encore plus prompte que la quinine, et réussit même dans des cas où la quinine échoue, ce qui confirme que son action est plus directe et plus prompte que celle de la quinine sur l'appareil auditif nerveux.

Il en est de même de l'ansérine, qui s'emploie de préférence aux États-Unis comme vermifuge et qui produit la surdité pendant son administration et même longtemps après. ALFRED NORTH. — *Journal of otology*, 1880.

Enfin l'hygiène de l'oreille, de même que l'hygiène de l'œil, doit s'occuper de ce qu'on appelle la *prothèse*, c'est-à-dire des moyens que possède la science — cornets acoustiques — pour protéger l'organe souffrant et permettre au malade d'améliorer son audition, à la façon des lentilles pour l'œil.

Ceux qui voudraient connaître l'histoire de ces appareils, depuis l'oreille de Denis et la corne d'Alexandre le Grand, jusqu'au tympan artificiel de Politzer et leurs infinies variétés, peuvent consulter la monographie du Dr RATTEL (1886), adjoint à la clinique otiatrique de l'Institut national des sourds-muets de Paris, dirigée par mon ami le docteur LADREIT DE LACHARRIÈRE.

Je dois seulement prévenir les patients que la spéculation des industriels et spécialement de quelques-uns, comme les frères V..., que j'ai connus personnellement à Paris en 1882, a pris depuis quelques années le caractère d'une exploitation immorale; ils vendent comme cornets acoustiques, qui *font entendre ou mieux qui feront entendre*, après quelques mois d'usage, de petits instruments alléchant les malades par leur aspect minuscule et auxquels ils donnent une valeur de 50 francs!

Il est scientifiquement impossible d'améliorer l'audition avec des cornets acoustiques de dimensions inférieures à celle du pavillon et du conduit auditif. Ils sont même dangereux, parce qu'ils donnent lieu par leur **présence à une irritation traumatique du méat**. Il faut mettre dans la même catégorie des instruments inutiles la canne acoustique, l'éventail, etc., dont le pavillon est de petite dimension, il est établi que ce sont là des objets d'une spéculation antiscientifique : 1° parce que, en diminuant le calibre du conduit auditif, ils en diminuent la fonction, c'est-à-dire le nombre des ondes sonores introduites ; 2° enfin, en fermant le conduit auditif, ils amènent des anomalies de la pression exercée par l'air sur la membrane du tympan, d'où résulte la production ou l'augmentation des bruits subjectifs.

De même qu'il n'est pas possible d'indiquer *a priori* une lentille pour un vice d'accommodation des yeux, de même et encore davantage, il est impossible d'indiquer pour l'oreille le cornet acoustique le plus favorable dans un cas particulier sans un examen minutieux de l'organe. C'est pourquoi je recommande aux personnes ayant absolument besoin d'avoir recours à un instrument acoustique, d'avoir recours au médecin auriste pour les guider dans l'acquisition de cet appareil, si elles ne veulent perdre leur argent et mettre en outre en péril ce qu'il leur reste de leur fonction auditive.

Dans mon livre : *Lezioni sulle malattie dell' orecchio*, 1887, p. 84, j'ai dit : « Dans la surdité par lésion de l'oreille moyenne, sclérose, etc., les petits cornets acoustiques vendus par Valery de Paris comme ayant une action utile (il fait aussi de la publicité en Italie et nous a *honorés* deux fois de sa visite). avec ou sans microphone (?), diminuent le calibre du méat et exercent une influence nocive, parce qu'ils ne répondent pas aux lois de l'acoustique physique et biologique, n'augmentent pas le nombre des ondes et ne peuvent les conduire avec plus de force à l'appareil de transmission. Que les malades se méfient de ces spéculateurs qui viennent jusque chez nous pour escroquer 50 francs à de pauvres gens crédules.

Une preuve évidente que la prothèse auriculaire ne possède pas un cornet acoustique fondé sur les derniers progrès de l'électricité et du microphone, c'est qu'au Congrès otologique international de Bâle de 1884, dont j'ai été élu secrétaire, M. le baron de Lenval, affecté d'une surdité grave par sclérose de la caisse, a donné à notre éminent collègue BENNI de Varsovie la charge honorable d'offrir au Congrès un prix de 3,000 francs *pour la meilleure application des principes microphoniques à la construction d'un appareil destiné à améliorer l'audition des sourds.*

Le terme du concours était fixé au 1ᵉʳ septembre 1888 et les résultats devaient être communiqués au quatrième Congrès international d'otologie (Bruxelles, 1888), après examen des appareils présentés aux concours par les membres du comité nommé à cet effet (HENGENBACH, BISCHOFF, POLITZER, BURCKHARDT-MERIAN, BENNI, GELLÉ).

Nous devons être reconnaissants au généreux donateur, dont l'offre importante fera certainement progresser la prothèse de l'organe auditif et contribuera à améliorer la situation de tant de malheureux.

Outre les appareils destinés à recueillir les ondes sonores et à la transmettre par la voie aérienne, l'industrie basée sur le développement de la physiologie de l'oreille a construit divers instruments qui transmettent les ondes sonores par l'intermédiaire des os du crâne, parmi eux je citerai le *fossifère* des Chinois d'invention séculaire, *l'audiphone*, le dentaphone, etc.

Ces derniers appareils n'ont pas grande valeur au point de vue de la prothèse de l'oreille, mais plutôt comme moyens auxiliaires du diagnostic et du pronostic.

Mais ces deux genres d'instruments, ceux pour la transmission aérienne par la voie du conduit auditif et ceux qui transmettent les vibrations aux centres acoustiques par l'intermédiaire des os du crâne, ne sont applicables que dans les seuls cas de surdité par lésion de l'oreille moyenne, que j'ai appelée surdité mécanique ou de tension, c'est-à-dire dans le cas où l'appareil auditif nerveux (oreille interne et centres acoustiques) étant sain, l'oreille moyenne est incapable de lui transmettre les ondes sonores d'une manière satisfaisante. Aussi faut-il toujours un diagnostic précis du médecin spécialiste pour déterminer si le cas relève de la prothèse acoustique.

Il résulte clairement de là que c'est faire œuvre de charlatan, que c'est tout simplement une escroquerie, que de promettre la guérison à distance d'après les seuls renseignements sur les souffrances subies et surtout de vendre des panacées ou huiles acoustiques dont je dirai quelques mots.

Il est certain que pour le diagnostic de ces

maladies on ne peut se baser sur les symptômes subjectifs, qui sont à peine au nombre de
trois ou quatre, mais qu'il faut avoir recours à
l'otoscopie et à la séméiotique auriculaire, qui
ne s'apprennent qu'à l'école. Rappelons-nous la
fameuse sentence d'HEISTERO : *chirurgicus mente
prius et oculo agat quam manu armata;* en effet
la cure de la surdité guérissable, c'est-à-dire
de celle qui est due à une lésion de l'oreille
moyenne, est en grande partie une cure mécanique et non médicamenteuse. L'indication
médicamenteuse a lieu quand il s'agit de
traiter une inflammation ou ses suites, mais
le rétablissement de l'équilibre de tension dans
l'oreille moyenne est l'affaire du traitement
mécanique ou de la *chirurgie intra-tympanique
à but acoustique*, chirurgie qui m'a déjà donné
de bons résultats, comme je l'ai dit dans la
statistica ragionata de mon service ambulatoire
de l'hôpital clinique, statistique portant sur
plus de mille individus atteints de maladies
d'oreille et autant de maladies de la gorge et
du nez, publiée dans le *Bollettino delle scienze
mediche* de Bologne, 1887, organe de la Société
médico-chirurgicale. J'ai fait également des
communications à ce sujet à la section d'oto-
rhino-laryngologie du Congrès de Pavie,

en septembre 1887, et j'en ferai d'autres au prochain Congrès de Bruxelles en septembre 1888.

Enfin que doit-on penser des huiles acoustiques, des panacées de la quatrième page des journaux et de ce qu'on appelle les tympans artificiels?

Avant de répondre je dois m'excuser envers le lecteur de m'être étendu sur ce sujet de l'industrie nocive par rapport à l'oreille. Le véritable hygiéniste ne doit pas seulement mettre en garde contre les causes naturelles de maladie, mais aussi, et avec plus d'énergie encore, contre les attentats persistants de spéculateurs sans scrupules à la santé et à la bourse des gens crédules. Nous avons vu, par exemple, pendant ces derniers mois, un pharmacien qui a cherché à duper les sourds, en disant *qu'il avait fait des études profondes* et qu'il se moquait de tous les efforts de la science, tout simplement avec la *scillitine*, parce que son *cerveau de pharmacien* avait découvert *qu'on restituait l'ouïe en faisant uriner beaucoup; il avait découvert*, en effet, *que le rognon entend comme l'oreille!* Les huiles acoustiques qui se vendent sous le nom de Turnbull, de Kerry, etc., appartiennent à la même catégorie et ne servent qu'à duper les pauvres gens crédules, aussi longtemps que les autorités sanitaires ne limiteront pas un peu la liberté de la publicité nuisible à la santé.

Ces huiles sont non seulement inutiles, mais encore nuisibles, car elles rancissent, irritent le conduit auditif et favorisent le développement de champignons, tels que l'aspergillus, le penicillium, etc. ; de là des otomycoses qui engendrent le prurit, des sécrétions du méat qui, en s'étendant à la membrane du tympan et à la caisse, peuvent donner lieu à des suppurations, aboutissant à la dureté d'oreille et à la surdité.

Se fier à ces huiles acoustiques reviendrait à retourner à l'empirisme d'il y a trois ou quatre siècles, qui nous a été transmis dans les œuvres de TRAFFICHETTI, déjà cité, lequel cependant ne parlait que d'après l'autorité de MESNE (empirique inconnu), qui pour *améliorer l'ouïe affaiblie* ou enlever certain principe de surdité, conseillait l'emploi de trochisques de la composition suivante : « On prend de l'ellébore blanc et du castoreum, un drachme, du nitre, un demi-drachme, avec cette poudre et du vinaigre on forme une pâte ; ces trochismes s'administrent avec du vinaigre, on les dissout dans ce dernier et on les introduit dans l'oreille, ou bien on y trempe du coton ou de la laine que l'on place ensuite dans l'oreille, ou bien on introduit dans l'oreille la poudre d'ellébore blanc avec du coton.

« Beaucoup d'huiles chaudes conviennent encore dans ce cas, par exemple celles d'amandes amères, de lis blancs, d'anet et autres semblables, la pulpe de coloquinte, le suc du *cucumeri asinini* et ses racines ont la propriété de faire disparaître la faiblesse de l'ouïe et la cause de la surdité, surtout si, comme cela a lieu le plus souvent, il s'agit d'humeurs et de vapeurs froides, et l'on peut employer avec lesdites huiles l'huile de nard avec le castoreum et, dans ce cas, on loue beaucoup l'huile de staphisaigre et d'autres analogues... »

Je dois mettre aussi en garde les personnes atteintes de surdité contre les atteintes à leur bourse, avec danger certain pour l'oreille, continuellement tentées par les soi-disants inventeurs de *tympans artificiels*, vendus comme moyens sûrs de vaincre toute surdité ; le premier débit de ce genre a été installé chez nous dans le temps par un empirique reconnu, puis il nous en est venu aussi de l'autre côté des Alpes, par exemple le tympan artificiel de

Nicholson qui guérit toute, absolument toute surdité, quelle que soit son origine, tympan qui n'est qu'une vulgaire imitation de celui de Toynbee (1852) avec une membrane fixée à l'extrémité d'une tige métallique et à l'aide de laquelle on ferme le conduit auditif externe (1). (On pourra lire ce que j'ai dit à propos des tympans artificiels en parlant des issues des otites moyennes, purulentes, chroniques ou *otorrhées* dans mes *Lezioni sulle ma-*

(1) Ces petites membranes que j'ai vues chez une dame (traitée par moi après s'être laissé prendre à la publicité faite dans les journaux et avoir été trompée, comme tous ceux qui ajoutent foi aux annonces de *panacées et d'appareils miraculeux*), sont fabriquées en dehors de toute notion anatomique; taillées en croix de Malte, puis réunies par un fil de laiton de 2 centimètres environ, elles peuvent bien coûter 5 centimes, et se vendent 50 francs!!! A l'appareil, identique pour tous les malades, est associée une poudre également semblable pour tout le monde que l'on doit priser comme du tabac dans la journée. Conclusion : appareil unique, unique remède pour tant de lésions diverses qui peuvent produire la surdité. Il est clair que c'est bien là la base du charlatanisme, non seulement ressemblance, mais *identité* dans tous les cas. Identité déjà impossible à l'état sain, car si chaque individu a son style, comme disait Buffon, on peut dire aussi qu'il a son organisme propre. Mais dans l'état morbide l'identité est archi-impossible, chaque cas particulier demande à être examiné à part et le traitement doit être basé sur les phénomènes pathologiques.

lattie dell' orecchio, Naples, 1887, p. 154, 155 et 156). Ici je me bornerai à reproduire les paragraphes suivants :

« L'indication pour la membrane tympanique artificielle *existe pour la perforation de la membrane du tympan consécutive à toute otite moyenne purulente,* quelles que soient la grandeur et la situation de la perforation. L'indication existe spécialement pour les perforations bilatérales. En pareils cas, il faut d'abord amener l'arrêt de la suppuration de la caisse à l'aide d'un traitement fondé sur la propreté et l'antisepsie, puis appliquer la membrane tympanique artificielle...

« Il faut rejeter les appareils proposés par certains industriels, qui produisent des irritations traumatiques du méat, d'autant plus que le degré d'amélioration de l'ouïe, après l'introduction de la membrane tympanique artificielle, est très variable et parfois nulle, et dépend principalement du *point précis* où elle est appliquée, c'est-à-dire qu'elle doit exercer une légère pression sur le résidu de la membrane du tympan, etc. » — Comment cela pourrait-il être obtenu si l'application est faite par le malade? (1)

(1) Il faut espérer que le gouvernement mettra un

Il faut rejeter également l'ancienne pratique consistant à calmer les douleurs ou névralgies dentaires par l'introduction de substances irritantes, narcotiques ou anesthésiques, dans le conduit auditif; dans ce qu'on appelle l'*otalgie réflexe*, par une carie dentaire, il faut limiter l'indication sédative à la dent cariée, etc. (1).

frein à ces duperies qui osent se couvrir du nom de la science. Il faudrait pour cela prendre l'avis du Conseil sanitaire central de Rome qui a la garde de la santé publique et qui ferait chose humaine, scientifique et légale en limitant la publicité médico-chirurgicale aux seules choses véritablement utiles et qui n'ont pas pour but la fraude et le dol.

(1) *Oreille et dents.* Les anciens praticiens avaient noté les relations qui existent entre les maladies des dents et celles de l'oreille, mais les observations de ce genre sont devenues plus précises depuis que les médecins auristes ont appelé l'attention sur ces faits. C'est ainsi que dans le dix-septième Congrès annuel de la Société américaine d'otologie, tenu au Grand-Hôtel du Castkil Mountanis le 15 juin 1884, M. SEXTON a fait une communication relative à l'influence de l'irritation des dents sur l'oreille, et a présenté un grand nombre de moulages en plâtre montrant l'état des dents dans des cas où les symptômes auriculaires devaient être attribués soit à la carie, soit à d'autres lésions des dents, et où la guérison de la maladie d'oreille suivit l'amélioration de l'affection dentaire.

Dans les *Archiv of Otology* de mars 1885, le Dr Dickson Bruns a publié à ce sujet une statistique basée sur 50 malades pris au hasard, qui avaient en même temps l'oreille et les dents malades. La conclusion est que

De même il ne faut jamais injecter de l'eau
froide ou un autre liquide froid dans le conduit auditif, mais toujours tiède; l'eau tiède,

les cas sont exceptionnels dans lesquels on peut constater un rapport direct ou causal entre la maladie des
dents et celle de l'oreille. Cependant il a remarqué que
l'oreille la plus malade correspond le plus couvent au
côté du maxillaire portant le plus grand nombre de
dents gâtées. Mais comme ces observations concer-
nent surtout des individus scrofuleux, elles doivent
généralement être regardées comme une simple coïn-
cidence. D'où il résulte qu'en l'état actuel de nos connaissances, l'irritation dentaire, considérée autrefois
comme une cause fréquente des maladies d'oreille, est
plutôt l'exception que la règle.

Indubitablement des faits de cette nature s'observent
dans les deux périodes de la dentition des enfants,
spécialement dans la première et ce sont surtout les
médecins américains qui ont cherché à établir des rapports de cause à effet entre l'irritation des dents dans
la première dentition et les maladies d'oreille; elle serait, d'après eux, non seulement la cause d'otalgies
réflexes, mais aussi d'otites moyennes aiguës. La douleur serait causée par la pression exercée par la dent
sur les branches terminales du trijumeau, en cherchant
à se créer un passage à travers une gencive rendue
plus résistante par des alvéoles dentaires trop serrées;
si l'on tient compte en outre des anastomoses entre les
filets nerveux des nerfs vague et glosso-pharyngien,
qui envoie des rameaux non seulement à la muqueuse
du pharynx et de la trompe, mais aussi à celle du
promontoire, les rameaux sensitifs de Jacobson, on
s'explique que des hyperhémies vasomotrices puissent
amener même des exsudations de la caisse; celles-ci

et même plutôt chaude que tiède, calme les douleurs d'oreille et c'est pour cela que je l'ai appelée « l'opium de l'oreille ».

Enfin, c'est *encore de l'hygiène* de ne pas confier son oreille aux traitements empiriques des pseudo-otoiâtres ou otoiâtres *improvisés*, comme je les désigne, qui n'ont jamais appris

doivent être traitées à temps, elles guérissent comme toute autre suppuration de l'oreille moyenne. On évite ainsi les graves conséquences des inflammations purulentes de la caisse, au point de vue fonctionnel, *quoad functionem*, et parfois au point de vue vital, *quoad vitam*, les issues fatales d'inflammations intra-crâniennes qui se produisent facilement par diffusion chez les enfants par suite de déhiscences naturelles des os tympaniques et qui, généralement dans la pratique, sont prises pour des méningites primitives, simples ou tuberculeuses.

Aussi faut-il toujours examiner l'oreille des enfants pour établir le diagnostic des méningites, d'abord parce que les inflammations suppuratives de la caisse peuvent échapper à l'œil nu, ensuite parce que l'écoulement du pus par le méat peut parfois faire défaut.

Chapitre des leçons cliniques faites en 1887-88 et recueillies par mon assistant le Dr GIOVANNI LOPEZ: *Valore semiologico dei fenomeni riflessi delle malattie auriculari sull' occhio, sul gusto, e sulla genesi di alcune otopatie nella prima età per dentizione (Giornale di Clinica, Terepia e Medicina pubblica.* — Organe officiel des actes du Conseil sanitaire de Naples, dirigé par le Dr V.-A. MARGOTTA et rédigé par les Drs MONTEFUSCO, BIFULCO et CARO. — Année XIX, fascicule 5, mai 1888).

la chirurgie de l'oreille dans aucune école. — Ce n'est que dans un but de basse concurrence qu'ils s'établissent spécialistes en vertu d'une carte de visite.

Dans mes leçons sur les maladies de l'oreille et dans toutes mes publications, j'ai toujours cherché à donner le plus grand développement à la partie hygiénique, m'appuyant sur le principe de SORMANI : « *Prevenire è meglio che reprimere nell' ordine fisico come nel morale.* » Et le vénéré professeur Tommasi disait il y a déux ans : « *Lo scopo unico della medicina è l'igiene. La terapia dev'essere sostituita dall' igiene.* » Et pour donner une preuve non douteuse que c'est bien là ma manière de voir, il me suffit de rappeler mon premier volume sur la DIPHTHÉRIE, publié l'an dernier (1) et la monographie sur l'*Hygiène publique et privée de la diphtérie, basée sur la statistique et sur la bactériologie* que j'ai publiée dans la *Terepia moderna*, Naples 1890.

(1) *Trattato della Difteria :* Statistique, Biologie clinique du bacille diphthéritique. *Hygiène publique et privée.* Histoire de l'épidémie de diphthérie observée en août 1884 à Reggio (Calabre), vol. I, in-8° de 400 p., avec 12 figures et 2 planches de bactériologie et d'anatomie pathologique. — Naples, 1887.